AF588903

LETTRE

DE

M. DUCHANOY,

ETUDIANT en Médecine, Maître ès-Arts en l'Université de Paris, Prosecteur & Disciple de M. A. Petit, Docteur-Régent en Médecine de la Faculté de Paris, Professeur d'Anatomie & de Chirurgie au Jardin Royal des Plantes, Inspecteur des Hôpitaux Militaires du Royaume, des Académies Royales des Sciences de Paris & de Stokolm, &c.

A MONSIEUR PORTAL, LECTEUR DU ROI & Professeur de Médecine au Collége Royal de France, Professeur d'Anatomie de Monseigneur le Dauphin, de l'Académie Royale des Sciences, Bachelier de Paris & Docteur en Médecine de Montpellier.

SUR la Critique qu'il a faite des Ouvrages Anatomiques de M. A. Petit.

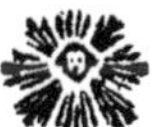

A AMSTERDAM.

M. DCC. LXXI.

Un homme qui par une prudence honnête, se tait sur ses sujets de plainte, se trouveroit heureux d'être forcé de se justifier: souvent d'accusé il deviendroit accusateur & confondroit son tyran.

Duclos, considérations sur les mœurs.

LETTRE
DE
M. DUCHANOY,
A
M. PORTAL.

MONSIEUR,

J'AI lu le livre que vous venez de publier sous le titre *d'Histoire de l'Anatomie & de la Chirurgie*. L'article qui concerne M. Petit, m'a semblé renfermer une Critique si injuste & si peu sensée, que je n'ai pu me défendre de prendre la plume, pour en montrer le faux & justifier M. Petit des torts que vous lui donnez gratuitement.

Je vous ai vu, Monsieur, assis à côté de moi sur les bancs de l'amphithéâtre de M. Petit. Laissant à part le profit que vous avez pu tirer de ses leçons, (il paroît par votre ouvrage que ce profit a été fort mince) au moins devez-vous lui être obligé de la permission qu'il vous a généreusement accordé d'y assister; je sais d'ailleurs que M. Petit a cherché à vous rendre service dans plus d'une occasion. Comptez-vous, Monsieur, vous acquitter avec lui, en vous efforçant de lui nuire?

Depuis que j'ai le bonheur d'être attaché à M. Petit, je connois assez son caractere, pour être sûr qu'il ne daignera pas s'offenser de votre Critique. Qu'importe, en effet, pour un homme qui a fait ses preuves, d'être loué ou critiqué dans une rapsodie, dont il n'est que trop facile de prévoir la destinée, & qui ne paroît au jour un moment que pour tomber aussi-tôt dans l'éternel oubli qu'elle mérite! Mais je ne possede pas la sage indifférence dont M. Petit est doué; ce qui ne l'affecte point me fait impression; je ne puis souffrir patiemment que de gaieté de cœur on l'insulte: la reconnoissance me dit qu'il est de mon devoir de le venger; le peu de

Justice & de raiſon que vous avez mis dans votre Critique, me perſuade qu'il ſera facile de le faire.

Il y a dix-ſept ans que M. Petit donna une nouvelle édition de l'Anatomie Chirurgicale de Palfin; les éditions précédentes de ce livre étoient épuiſées. M. Cavelier ayant formé le deſſein de l'imprimer de nouveau, crut travailler au bien public en rendant le livre meilleur; il s'adreſſa pour cela à M. Petit, qui, dans la vue de ſeconder de ſi louables intentions, refondit en grande partie l'Anatomie Chirurgicale, & de plus y joignit une Oſtéologie de ſa compoſition. Je n'examine point en ce moment quel eſt le mérite du travail de M. Petit; mais il eſt clair que M. Cavelier & lui n'ont cherché qu'à être utiles aux étudians, & que ſous ce premier point de vue leur conduite mérite des éloges. M. Petit pouvoit ſans doute donner une Anatomie nouvelle, & perſonne ne diſconviendra qu'il n'en fût très-capable; elle lui eût couté moins de peine & acquis plus de gloire que ſon travail ſur le livre de Palfin. Cependant il s'oublie lui-même pour ne ſonger qu'à l'avantage des étudians. Voyez, Monſieur, la différence de ſa conduite à la vôtre; il rend meilleur un livre déjà bon; il permet que ſon travail paroiſſe ſous le nom de M. Palfin, & vous publiez ſous votre nom une hiſtoire faite par d'autres; il eſt vrai qu'elle n'eſt pas tout-a-fait la même: en paſſant par vos mains elle a perdu tout ce qu'elle pouvoit avoir de bon (1).

Au reste, quelque grande qu'ait été l'utilité du travail de M. Petit, je ne l'ai jamais vû y mettre beaucoup d'importance. Voici ce qu'il en dit lui-même dans son avertissement page 29. *Enfin cette Anatomie n'ayant jamais été qu'une compilation, dans laquelle on n'a pas pris la peine de marquer précisément ce qui appartient à chaque Auteur, j'ai pensé que j'y pouvois mêler du mien, sans m'attacher à le faire remarquer & distinguer du reste de l'ouvrage.* On distingue cependant ce que M. Petit a mis du

---

(1) Faire mettre en mauvais François ce que Leclerc, Goëlick, Douglas, de Haller, &c. &c. ont écrit ; y ajouter un nombre infini de fautes de toutes especes, voilà au juste en quoi consiste le travail de M. Portal ; s'il n'est pas glorieux, au moins il est aisé de se donner à pareil prix le vernis d'Auteur. Ceci n'est point une allégation hasardée, comme on en trouve un si grand nombre dans le livre de M. Portal. Voici la preuve de ce que j'avance.

Je déclare, en faveur de la vérité, avoir fait environ les deux tiers du Précis de Chirurgie, qui a paru sous le nom du sieur Portal, & avoir fait environ quinze feuilles de son histoire de l'Anatomie, à commencer à Adam jusqu'à Pierre de Argilleta, &c. En foi de quoi j'ai signé, à Paris le 2 Novembre 1768. *Signé*, le Nicolas.

J'atteste à tous ceux qu'il appartiendra avoir travaillé l'espace de cinq mois environ à l'ouvrage informe qui s'imprime

sien; ce qui part de sa plume est mieux digéré, mieux écrit : à des signes diamétralement opposés, on distingue aussi, Monsieur, ce qui vous appartient dans l'histoire de l'Anatomie & de la Chirurgie.

Vous prétendez, Monsieur, qu'en prenant le livre de Palfin pour en donner une nouvelle édition, M. Petit a fait un mauvais choix, attendu que *Messieurs Morgagni & de Haller en ont fait une Critique qui prouve que cet ouvrage ne doit point être placé parmi les bons livres d'Anatomie.* Oserois-je vous demander, Monsieur, ce que vous entendez par *un bon livre d'Anatomie ?* N'est-ce pas celui où la structure des parties est fidelement exposée ? Or, Monsieur Boerhaave, dans le jugement qu'il porte

---

chez Didot, sous le nom du sieur Portal, qui s'en dit Auteur, en avoir composé plusieurs feuilles, &c. A Paris, ce 5 Août 1770. *Signé*, Nicolet.

On pourroit citer plusieurs autres personnes qui ont travaillé aux livres que M. Portal a publiés sous son nom, je me contenterai de rapporter ce que M. Vaillaut, Chirurgien, m'a dit un jour que je le rencontrai près la fontaine S. Severin, où il attendoit un de ses amis; *nous courons*, me dit-il, *les Libraires, & nous avons peine à vendre un certain Précis de Chirurgie que nous avons fait à quatre, & auquel M. Portal doit mettre son nom ; c'est un honneur que je lui cede volontiers ; car je me soucie fort peu de passer pour l'Auteur d'un ouvrage fait à la journée.*

de celui de M. Palfin, dit que *les maladies chirurgicales s'y trouvent expliquées conformement à l'exacte ſtructure des organes.* M. Albinus écrit *qu'à une courte & exacte deſcription des parties du corps humain, M. Palfin s'eſt propoſé, &c.* La Faculté de Louvain prononce en ces termes ſur le même objet, *nous avons non-ſeulement remarqué une deſcription de toutes les parties du corps humain, conforme aux opinions reçues des plus habiles Anatomiſtes; mais encore, &c.* Je pourrois à ces témoignages en joindre d'autres d'un auſſi grand poids; mais ceux-ci ſuffiſent pour prouver que l'Anatomie chirurgicale renferme une deſcription exacte des parties : par conſéquent que *c'eſt un bon livre d'Anatomie*, & qu'ainſi M. Petit a fait un bon choix.

Mais eſt-il bien vrai que cette Critique de Meſſieurs Morgagni & de Haller, de laquelle vous parlez avec tant d'aſſurance, exiſte ? Non, Monſieur, elle n'a jamais eu lieu, & je vous défie de la produire. M. Morgagni dans ſes *Adverſaria*, dans ſes Lettres Anatomiques & dans ſon dernier ouvrage *de Sedibus Morborum*, cite un grand nombre de fois M. Palfin, en ajoutant toujours à ſon nom une épithete honorable; il le place au rang des Anatomiſtes les plus célebres, & ne fait nulle part la critique de ſon livre.... M. de Haller (*Method. Stud. Medic. page* 550) loin de critiquer M. Palfin, le loue au contraire de ce qu'il avoit ramaſſé les observations des Savans. (1) Ainsi, Monsieur, la prétendue Critique de Messieurs Morgagni & de Haller est une chimere, ou pour mieux dire, une fausseté manifeste. Que le lecteur ne s'effarouche pas de ce début, le reste de votre ouvrage n'est qu'un tissu de traits semblables.

M. Petit dit dans son avertissement qu'il ose espérer que les changemens & les corrections qu'il a cru nécessaire *de faire au livre de M. Palfin*, pourront ajouter au prix, au mérite & à l'utilité du livre; *toujours*, ajoute-t-il, *est-il bien certain qu'elles ne sauroient en diminuer la bonté*...... Vous trouvez qu'ici M. Petit rend un témoignage avantageux *de ses propres travaux*, & vous avez cru *son Anatomie supérieure à toutes les autres, puisqu'il en faisoit lui-même un éloge si décidé. Cependant*, ajoutez-vous, *le témoignage avantageux de M. Petit n'a pas été du goût de M. de Haller; car ce savant Bibliographe distingue par deux étoiles les excellens ouvrages; il n'en met qu'une aux écrits médiocres, & point du tout à ceux dont il fait peu de cas. Or vous avez cherché l'étoile à l'édition de Palfin par M. Petit, & à votre grande surprise, vous ne l'avez point trouvé.* Je suis surpris moi qu'on puisse rassembler tant de faussetés, tant d'inepties en si peu de paroles. Vous

---

(1) *Cæterum Palfinius passim doctorum Virorum Duverneyi, Albini observationes Collegerat inter quas etiam est aliqua adumbratio ductus Thoracici ex Albini observatione.*

avez beau vous cacher ici ſous le manteau de M. de Haller, on vous reconnoît aiſément. Un homme d'une taille difforme en fait mieux paroître le vice, quand il s'aviſe de mettre l'habit d'un homme bien fait.

Le témoignage prétendu avantageux que M. Petit rend de ſon travail, ſe borne *à eſpérer* que les corrections qu'il a faites ajouteront à l'utilité du livre qu'il publie; il n'y a qu'un M. Portal au monde qui puiſſe prendre des expreſſions auſſi meſurées, auſſi modeſtes, pour celles de la vanité. *Toujours*, ajoute M. Petit, *eſt-il certain que ces corrections ne ſauroient en diminuer la bonté.* Les gens qui ont appris à raiſonner, s'appercevront aiſément qu'une correction n'étant que la ſouſtraction de ce qui eſt défectueux, dans une choſe quelconque, il eſt de la plus grande certitude qu'elle n'en peut diminuer la bonté; puiſque la choſe eſt d'autant meilleure qu'elle a moins de défauts, & que ſi l'on pouvoit les lui enlever tous, elle ſeroit auſſi parfaitement bonne qu'il eſt poſſible. M. Petit n'a donc rien dit que de vrai, & ce qu'il dit ne ſauroit être regardé comme *un éloge ſi décidé*, rien ne reſſemblant moins à *un éloge décidé* que l'humble prétention de n'avoir pas diminué la bonté d'un livre en diminuant ſes défauts. Vous avez donc avancé une fauſſeté, en diſant que M. Petit rendoit un témoignage avantageux de ſon propre travail & qu'il en faisoit un éloge décidé. Vous avez affecté de ne pas voir la modestie qui regne dans tout ce passage de M. Petit; c'est pourtant la seule des qualités qu'il possede, qu'en vous refusant toutes les autres, la nature vous ait donné le pouvoir & vous ait fait la loi d'acquérir.

Ce que M. Petit dit de son propre travail n'a pas, à ce que vous affirmez, *été du goût de M. de Haller*... Qui vous l'a dit? .... *Mais M. de Haller n'a point mis d'étoile au Palsin de M. Petit;* cela est triste. Cependant, comme on peut jouir de quelqu'éclat sans les étoiles de M. de Haller, je ne pense pas que M. Petit se chagrine beaucoup d'en être privé. Il a cela de commun avec un grand nombre d'Auteurs très-estimés, dont M. de Haller cite les ouvrages sans les marquer d'une étoile.

Parlons sérieusemennt. De ce que la brillante étoile de M. de Haller ne luit point sur le Palfin de M. Petit, s'ensuit-il qu'il n'en fasse aucun cas? L'estime respectueuse que j'ai pour M. de Haller, ne me permet pas de le penser. En effet, si la chose étoit comme vous l'insinuez, cet Auteur auroit fait le très-absurde raisonnement que voici. « Le livre de » Palfin me semble un ouvrage médiocre; je le note » d'une étoile; M. Petit en a diminué la médiocrité » en le corrigeant & l'augmentant, (1) & parce

(1) M. de Haller dit positivement en parlant du travail de M. Petit, sur le livre de Palfin, *multum auxit & correxit.*

» qu'il eſt moins mauvais, je le mépriſerai davan-» tage, il n'aura point d'étoile... » Il eſt clair que M. de Haller n'a pu faire un pareil raiſonnement; il eſt à vous tout entier.

Si l'abſence de l'étoile ne pouvoit partir que de la volonté ſpéciale de M. de Haller, elle devroit être regardée comme l'expreſſion du jugement qu'il porte ſur le livre en queſtion; mais comme elle peut dépendre de l'oubli du Copiſte, de la faute de l'Imprimeur, &c. c'eſt ſe mocquer que de la donner comme une preuve du peu de cas que cet Ecrivain fait de l'édition de M. Petit. Un homme qui ſe ſert d'auſſi pitoyables raiſons, n'auroit-il pas beſoin de la lumiere d'une belle étoile pour éclairer ſon entendement?

De tout ce qui vient d'être diſcuté, je me crois en droit de conclurre que c'eſt à tort que vous accuſez M. Petit d'avoir fait un éloge décidé de ſon édition de Palfin; que l'induction que vous tirez contre ce livre, de ce que M. de Haller ne l'a point marqué d'une étoile, eſt une vraie puérilité; que pour donner quelque fondement à cette induction, vous prêtez néceſſairement à M. de Haller un raiſonnement très-ridicule; enfin que, malgré l'entortillage que vous avez mis dans tout cet article, votre mauvaiſe volonté & votre injuſtice ſe montrent à découvert.

Après avoir ainſi préludé, vous entrez en matiere; vous examinez le Palfin de M. Petit. Vos intentions, vos dispositions à l'égard de l'Editeur nous sont connues : (1) aussi ne sommes-nous que médiocrement surpris de vous voir avancer pour résultat de votre examen :

1°. Que M. Petit n'est point d'accord avec lui-même.

2°. Qu'il s'attribue plusieurs découvertes qui appartiennent à d'autres Anatomistes.

3°. Qu'il enleve à plusieurs Anatomistes des découvertes qui leur appartiennent & les accorde à d'autres, qui n'y ont aucune part.

4°. Que l'Anatomie chirurgicale de Palfin, commentée par M. Petit, contient la description de plusieurs objets qui n'existent pas.

---

(1) Long-tems avant la publication de son livre, M. Portal avoit fait répandre de toutes parts l'article de M. Petit ; j'en ai reçu un exemplaire, que je conserve, dont les derniers feuillets sont en blanc, ce qui est une preuve non équivoque qu'il a été tiré à part. Le Libraire Didot s'est prêté à cette manœuvre indécente ; il étoit un des distributeurs, & son zèle à s'acquitter de ce digne emploi étoit si grand, qu'il a offert à M. Petit lui-même, de lui remettre son article, que celui-ci a refusé d'accepter. Tel Auteur, tel Libraire : un procédé si mal-honnête de la part de ces deux Messieurs ne décele-t-il pas clairement une envie de nuire ? Si M. Petit se plaignoit au Magistrat qui est à la tête de la Librairie, il obtiendroit certainement justice de l'un & de l'autre, mais la vengeance du sage est le mépris.

Il eſt aiſé de voir que les inculpations les plus graves ne vous coûtent rien; mais vous ne devez pas ignorer, Monſieur, qu'une inculpation qui n'eſt point prouvée couvre d'opprobre ſon Auteur; vous ne vous laverez jamais de celui que je vous prépare; je vais vous démontrer que non-ſeulement vos allégations ſont fauſſes, mais encore que, malgré l'art odieux que vous employez pour les faire valoir, vous n'avez pû parvenir à leur donner ſeulement un air de vraiſemblance.

La premiere de vos allégations eſt celle-ci, *M. Petit n'eſt point d'accord avec lui-même; ce ſera*, ajoutez-vous, *au lecteur à décider la queſtion d'une maniere plus poſitive.* Le lecteur ſera fort embarraſſé à s'acquitter de la commiſſion que vous lui donnez; il n'y a rien de plus *poſitif* que votre affirmation; elle n'admet ni le plus ni le moins : M. Petit eſt d'accord avec lui-même, ou il ne l'eſt pas, point de milieu. Or vous dites très-poſitivement qu'il ne l'eſt pas, & moi je ſuis ſûr que le lecteur ne dira pas *d'une maniere plus poſitive*, mais d'une maniere plus vraie, que M. Petit eſt d'accord avec lui-même. C'eſt une belle choſe qu'une hiſtoire approuvée par deux Commiſſaires de l'Académie Royale des Sciences, & dont l'Auteur ne connoît pas la ſignification des termes qu'il emploie.

Pour mettre le lecteur en état de décider *plus poſitivement* que vous, qui prononcez d'une maniere très-positive, voici les *lambeaux* que vous citez.

L'action des nerfs, dit M. Petit, *n'est point nécessaire pour la nutrition des os, & ce qui le prouve, c'est que les nerfs ne pénétrent point la substance des os & qu'ils s'arrêtent à leur superficie...* En opposition à ce passage, vous placez celui-ci; *les nerfs, qui portent la faculté de sentir au perioste interne, pénétrent dans les cavités des os par les petits trous dont leurs extrêmités sont criblées...* Vous ajoutez ensuite, *ces deux passages sont contradictoires : auquel des deux M. Petit veut-il qu'on ajoute foi ?* M. Petit veut qu'on ajoute foi à tous les deux, parce que tous les deux *contiennent vérité*, & le lecteur prononcera bien positivement que, par une maniere de voir qui vous est particuliere, vous appercevez des contradictions où il n'y en a pas même l'apparence. Vous ignorez sans doute ce que signifie le terme *contradictoire ;* il faut vous l'apprendre. « Deux propositions sont contradictoires quand, » sur le même objet, l'une affirme ce que l'autre » nie ». Or dans la premiere proposition citée, M. Petit affirme que les nerfs *ne pénétrent point la substance des os....* A quelques pages de-là, il dit que » les *nerfs pénétrent dans les cavités des os pour se* » *rendre au perioste interne* ». Il est bien étrange qu'on soit obligé d'expliquer à un homme qui se donne non-seulement pour Anatomiste, mais encore pour juge des Anatomistes, la différence qu'il y a entre *pénétrer la substance des os, & pénétrer dans les cavités des os.* Le premier, comme tout le monde l'entend, excepté vous, Monsieur, veut dire s'insinuer entre les parties les plus déliées des os, suivre leurs fibres & se répandre dans tous les points de la substance. *Pénétrer dans les cavités*, c'est seulement traverser la substance sans s'y répandre. Or il est évident que l'une de ces choses n'exclue point nécessairement l'autre; toutes deux peuvent avoir lieu en même-tems; ainsi affirmer que l'une existe, n'oblige point à nier l'existence de l'autre. En un mot, les propositions de M. Petit portent sur deux choses très-différentes; elles ne peuvent donc être contradictoires, & par conséquent, sur ce premier point, il est faux que M. Petit ne soit point d'accord avec lui-même.

Si quelqu'un disoit l'artere carotide interne *pénétre* dans la cavité du crane par le conduit carotidien de l'os pétreux, mais ne pénétre point la substance du rocher, seroit-il en contradiction avec lui-même? M. Petit a dit des nerfs en général, ce qu'on dit ici de la carotide en particulier.

Après les deux passages que je viens d'examiner, on trouve dans votre écrit les deux suivans.

Premiere proposition de M. Petit. *On croyoit autrefois que la moëlle servoit à la nutrition des os; Cette opinion est assez vraisemblable : il y a même des expériences qui semblent la prouver.* Seconde

Seconde proposition, *l'idée la plus universellement reçue sur la matière, qui sert à la nutrition des os, & celle que j'adopterois le plus volontiers, c'est celle des Anatomistes qui prétendent qu'il n'y a entre le suc nourricier des os, & celui des autres parties aucune différence essentielle.*

La note que vous faites sur ces passages est digne de vous; la voici. *D'un coté il est vraisemblable que les os sont nourris par la moëlle & de l'autre par le suc nourricier des autres parties; ces deux propositions, si elles ne sont pas contradictoires, me paroissent du moins très-obscures* ..... Mais Monsieur Portal, il s'agit de prouver que M. Petit est en contradiction avec lui-même, & pour cela vous mettez en opposition des propositions qui *vous paroissent fort obscures!* Il faut convenir que cette maniere de prouver un fait est nouvelle & sur-tout commode. Malgré ce contre-sens, que Messieurs les Commissaires de l'Académie n'ont pu s'empêcher de voir, ils nous assurent que votre histoire sera très-utile; si je demandois à ces Messieurs de quelle espece d'utilité peut être une histoire écrite avec si peu de réflexion & de vérité, je crois qu'ils seroient fort embarrassés de me répondre.

Comme vous trouvez, Monsieur, des contradictions où personne n'en voit, il est dans l'ordre que ce qui est clair vous paroisse obscur. M. Petit rend compte des opinions qui se sont formées sur le méchaniſme de la nutrition des os ; dans le nombre de celles qu'il expoſe, il en eſt une qui lui paroît vraiſemblable ; du vraiſemblable au vrai, la diſtance n'eſt pas petite. Il finit ſon expoſition par le ſentiment qui lui paroît vrai & qu'il embraſſe à cauſe de cela ; il ſeroit curieux de ſçavoir ce que vous trouvez *d'obſcur* dans tout ceci.

La troiſieme & derniere preuve que vous apportez, pour faire voir que M. Petit n'eſt pas d'accord avec lui-même, renchérit, comme de raiſon, ſur les deux premieres. M. Petit avance que *dans l'attitude naturelle de la machoire, les deux condiles ne ſont point logés dans les cavités glénoïdes, mais appuyés devant ces cavités ſur les apophiſes tranſverſales de l'os des tempes* ... Il ajoute un peu plus bas que *quand on ferme la bouche, & qu'on fait aller la machoire en arriere horiſontalement, on repouſſe les condiles dans les cavités*.... Un Profeſſeur Royal doit ſçavoir que ce qu'on eſt dans l'habitude d'appeller *attitude naturelle* de la machoire, eſt cette poſition où elle ſe trouve quand la bouche eſt entr'ouverte; cette poſition eſt la plus ordinaire; c'eſt celle, Monſieur, où la machoire ſe met & ſe tient ſans effort & pour ainſi dire d'elle-même; il eſt vraiſemblable que c'eſt ce qui la fait appeller *naturelle*, comme on dit que l'attitude naturelle de la portion cervicale de l'épine eſt de s'incliner, par le haut, un peu en devant ; parce que d'elle-même elle se place ainsi & s'y maintient sans effort. Cela posé, voici comment vous prouvez que M. Petit *n'est pas d'accord avec lui-même* & *qu'il n'a pas rencontré plus vrai qu'Albinus*, c'est-à-dire, qu'il s'est trompé.... *dans le premier article*, c'est vous qui parlez, *M. Petit soutient que les condiles ne sont point logés dans les cavités glénoïdes; dans le second, il avance qu'on repousse les condiles dans les cavités lorsqu'on ferme la bouche.* Je vois le lecteur étonné se dire à lui-même, où donc est la contradiction dans tout ceci? En effet c'est précisément parce que dans l'attitude naturelle, c'est-à-dire quand la bouche est entr'ouverte, les condiles sont sur le bord postérieur de l'éminence transversale, qu'on les repousse en arriere dans les cavités quand on ferme la bouche; si vous avez cru voir de la contradiction dans tout ceci, il faut que la visiere de votre entendement soit bien trouble; si n'en voyant point, comme de fait il n'y en a pas, vous avez voulu faire croire que cependant il s'y en trouvoit, vous avez commis une fausseté d'une maniere bien gauche, car vous deviez penser qu'on n'en croiroit pas Monsieur l'historien sur sa parole.

Laissant la prétendue contradiction à part, vous poursuivez en disant, *M. Petit n'a pas rencontré plus vrai qu'Albinus; le vrai est* (écoutons, voilà l'oracle, le grand réparateur des torts qui va parler) *le vrai est que les condiles de la machoire sont placés dans les cavités glénoïdales lorsque la bouche est bien fermée, qu'ils sont au-dessous de la félure lorsque la machoire est à demi-ouverte & en-devant quand elle est à son dernier dégré d'ouverture.* Selon vous, voilà le vrai. Mais ce que vous dites là, Monsieur, est précisément la même chose que ce qu'a écrit M. Petit, il n'y a que les termes de changés. Quand la bouche est fermée, les condiles sont, selon vous, placés dans les cavités glénoïdes ; M. Petit dit que quand on ferme la bouche on pousse les condiles dans les cavités : où est la différence entre ces deux propositions ? Les condiles sont, selon vous, au-dessous de la félure lorsque la machoire est à demi-ouverte ; cette position est l'attitude naturelle, & M. Petit dit que dans l'attitude naturelle les condiles sont sur le devant des cavités appuyés sur l'éminence transversale : or dans cette situation la félure est au-dessus d'eux ; ainsi il est évident que dire qu'ils sont au-dessous de la félure, c'est rendre la même idée que M. Petit. Ce qu'il y a d'admirable dans tout ceci, c'est qu'en disant précisément les mêmes choses que lui, il se trouve que la vérité est pour vous & l'erreur de son coté. Il est peu d'histoire qui présente un fait aussi curieux que celui-là.

Il résulte de tout ceci, que les *lambeaux* que vous présentez comme renfermant des contradictions, n'en contiennent réellement aucune, & par conséquent il n'eſt pas vrai, comme vous l'avancez mal à propos, que M. Petit n'eſt pas d'accord avec lui-même.

Vous avez fait voir dans ce premier article un défaut de jugement impardonnable, & un grand manque de bonne foi. On ne vous reprochera pas d'écrire d'une maniere inégale; tout ce qui ſuit eſt du même goût & du même ſtyle.

Votre ſeconde accuſation contre M. Petit eſt de s'attribuer pluſieurs découvertes qui appartiennent à d'autres Anatomiſtes. Voyons comme vous prouvez ce point.

M. Petit, dites-vous, *obſerve que le vomer eſt joint à l'ethmoïde, & non-ſeulement il paſſe ſous ſilence le nom des Auteurs à qui appartient la remarque; mais il la donne comme de lui....* Où avez-vous vu, Monſieur, que M. Petit fût tenu de rapporter le nom des Auteurs à qui appartient cette remarque? Ne vous a-t-il pas dit dans ſon avertiſſement que l'Anatomie Chirurgicale n'étoit qu'une compilation *dans laquelle on n'avoit pas pris la peine de marquer préciſément ce qui appartient à chaque Auteur?* Cela n'entroit point dans le plan de M. Palfin & ne devoit point entrer dans celui de M. Petit; ainſi votre reproche eſt peu ſenſé & tombe de lui-même. Vous prétendez enſuite que M. Petit donne la remarque comme de lui, & ceci renferme une fausseté insigne.

Il m'en coûte d'être obligé de vous donner si souvent des leçons ; mais je ne puis me dispenser de vous apprendre, Monsieur, qu'il n'y a qu'une seule maniere de se déclarer Auteur d'une découverte, c'est de dire ou d'écrire, *avant moi telle chose n'avoit point été vue ..... Le premier je l'ai montrée ;* ou d'employer telle autre expression analogue. Quand on ne se sert point de ces termes en quelque sorte *sacramentaux* & qu'on se contente de faire la description d'une partie, on n'est point censé se présenter comme celui qui en a fait la découverte. Or je vous défie de me faire voir, dans l'Ouvrage de M. Petit, un seul mot propre à faire soupçonner qu'il donne comme de lui la remarque en question. D'où je conclus qu'il est faux que, relativement à cet objet, il se soit attribué une découverte qui appartient à un autre.

On lit à la suite de ce mensonge l'observation que voici. *M. Petit dit, en décrivant la fosse jugulaire, que cette fosse se rencontrant avec une certaine échancrure, il se fait en-dedans un trou que nous avons nommé trou déchiré.* Là dessus vous faites cette judicieuse remarque : *je ne comprends pas comment M. Petit se flatte d'avoir donné le nom à cette fosse, puisque M. Winslou se sert de ce nom.* Pour moi je comprends avec peine comment on peut compter aſſez ſur la patience d'un lecteur, pour lui parler ſérieuſement de pareilles vetilles; je comprends plus difficilement encore comment on peut s'imaginer qu'il ſera aſſez ſtupide, pour croire que ſe ſervir d'un terme uſité (1) ſoit une preuve qu'on s'attribue les découvertes d'autrui. Enfin je ne comprends point du tout comment un *lecteur du Roi* eſt aſſez peu au fait du langage des Ecrivains pour ignorer que cette expreſſion, *nous avons appellé, nous avons nommé* ne ſignifie pas moi j'ai nommé le premier; car il eſt clair qu'à la place du mot *nous*, il faudroit le terme *je* & qu'il ſeroit néceſſaire auſſi que ces mots, *le premier* ſe trouvaſſent dans la phraſe; mais que cette expreſſion d'uſage ſignifie ſeulement nous qui nous appliquons à l'Anatomie, nous qui écrivons ſur cette ſcience, nous employons tel ou tel nom. Un Profeſſeur Royal qui ne ſçait pas des choſes ſi ſimples, doit être d'une grande reſſource dans une Académie des Sciences.

Paſſons à l'article ſuivant, il eſt conçu dans ces termes : *M. Petit, en parlant des cornets ſphénoïdaux de Bertin, prétend avoir obſervé qu'ils ne ſont que des productions de l'ethmoïde : mais il a été*

(1) Le nom de *trou déchiré* eſt ſi bien un terme uſité, que ſuivant vos propres paroles, *avant & après M. Winſlou il a été reçu de pluſieurs Ecrivains François.*

prévenu par Schneider, qui a écrit plus de cent ans avant lui, que les cornets, dont il avoit une parfaite connoissance, étoient des productions de l'ethmoïde, ainsi M. Petit a tort d'accorder la découverte des cornets à M. Bertin, puisqu'elle ne lui appartient pas, & de le critiquer au dépens de Schneider .... toujours même justesse ; il est question de prouver à M. Petit qu'il s'attribue les découvertes des autres, & vous dites qu'il a tort d'accorder à M. Bertin ce qui appartient à Schneider .... Mais continuons à exposer ce que vous écrivez sur le même sujet : à quelques pages de là on lit : « Bertin dont M. Petit » critique fréquemment les ouvrages, n'a pas le » premier découvert les sinus sphénoïdaux & M. » Petit *tom. I. pag.* 74. qui blâme la description que » cet Anatomiste en a donnée, eût dû lui enlever la » découverte pour la rapporter à Schneider qui en » est le véritable Auteur. .... Ceux qui liront le » passage suivant, verront que Schneider a connu » les cornets sphénoïdaux. .... *Circà illam osseam » apophisim, quæ vomeri aratri similitudine respon- » det, quosdam cuniculos osseos subeunt ad latera ossis » ethmoïdis, à quibus pervius est meatus narium, » quibus mucus extrahi solet ; sed hi cuniculi ex te- » nuissimis ossibus partim latis, partim cavis & » sphericis in quamplurimis craniis à me observati » & demonstrati, &c. &c.* » vous renvoyez de plus à l'article de Schneider ; vous n'avez pas à cet endroit le ton si tranchant, ni si affirmatif; vous vous permettez seulement de dire *Schneider paroît avoir connu les cornets de l'os ethmoïde, que Bertin a décrit dans la suite; du moins ce qu'il dit a quelque analogie à ce que Bertin a avancé....*, Il ne s'agit ici que de quelque analogie; vous vous flattez de l'établir en transcrivant encore tout au long le passage qu'on vient de lire.... En vérité, Monsieur, il y a tant d'inconséquence, tant de faux, tant d'ignorance dans tout ceci, que sans le pompeux certificat des Commissaires de l'Académie, on croiroit lire un amphygouri, ou bien entendre les propos d'un homme en délire.

1° M. Petit n'a écrit nulle part que la découverte des cornets sphénoïdaux, ainsi que celle des sinus du même nom fussent dues à M. Bertin. Par rapport aux cornets, M. Petit se contente de dire que *M. Bertin en a parlé dans les Mémoires de l'Académie des Sciences.* Pour ce qui regarde les sinus, M. Petit en fait la descripton sans même proférer le nom de M. Bertin. Ainsi vous lui faites ici une vraie querelle d'Allemand & vous mentez évidemment, quand vous avancez qu'il accorde la découverte des sinus à M. Bertin. La vérité est, dit-on, l'ame de l'histoire; je crains bien qu'en dépit de vos prôneurs, la vôtre ne paroisse à tout le monde ce qu'elle est en effet, un corps sans ame.

2° Il n'est pas vrai que M. Petit critique souvent

les ouvrages de M. Bertin ; il n'eſt pas vrai *qu'il blâme la deſcription qu'il a donnée des ſinus ſphenoïdaux*, puiſqu'il n'a pas même dit un ſeul mot de cette deſcription. Il ne blâme pas davantage celle des cornets ; il obſerve ſeulement que le *nom de cornets ne convient guère à ces parties*. Il faut avoir un furieux goût pour les démentis, pour s'expoſer de gaieté de cœur à en recevoir ſi ſouvent.

3°. Votre qualité de lecteur du Roi ne vous oblige vraiſemblablement pas, Monſieur, de lire en latin ; je vous en félicite ; car il paroît que vous n'entendez pas cette langue. (1) L'uſage que vous faites du paſſage de Schneider que vous citez deux fois, en eſt

(1) Si le lecteur ſouhaite une autre preuve de ce que j'avance ici, il la trouvera dans ce qui ſuit. On lit dans *Arantius* le paſſage ſuivant : *illud videtur obſervatione dignum quod ſcilicet in medio circumſerentiæ janitricum membranarum, quæ aortæ & venæ arterialis orificio præficiuntur, cartilagineum corpuſculum grani punici imaginem referens magnâ ex parte ſit appoſitum.* D'après ces paroles, M. Portal dit qu'Arantius a connu les « tubercules piramidaux des valvules de l'artere pulmonaire ; mais il n'eſt pas » le premier qui les ait obſervés, comme M. Morgagni l'a » dit : » Vidus - Vidius les connoiſſoit avant lui (pag. 14, tom. 2) dans un autre endroit (pag. 596, tom. 1.) M. Portal dit la même choſe en ces termes : « les tubercules des » valvules décrits par Arantius & qu'on lui attribue pour » l'ordinaire, (*) ont été connus de Vidus Vidius. Voici

(*) Des tubercules qu'on attribue à un Auteur.

une preuve convaincante. Schneider parle de certains clapiers osseux, *cuniculos osseos*, placés aux environs du Vomer, *circa apophisim*, & sur les côtés de l'os ethmoïde, *ad latera ossis ethmoïdis*, qui s'ouvrent dans les narines & desquels le mucus a coutume d'être tiré, *a quibus mucus extrahi solet, &c.* Ces clapiers sont formés par des os très-minces, en partie plats, en partie caves & sphériques, *sed hi cuniculi ex tenuissimis ossibus partim latis, partim cavis*

» les propres paroles de l'Auteur : *secundum foramen, cui » in dextro ventriculo vena arterialis respondet, tres similiter » membranas habet, ortas a membranâ ipsum circumdante, » & versus ipsam venam arterialem procedentes, quarum quælibet in figuram semi circuli incipit à trunco venæ arterialis, » ubi aliquantulum assurgit : deïn crassior reddita dilatatur » extrà cor, & aliquot tubercula exigit in sublimiori parte » cordis impressa. Ab his tuberculis tres membranæ oriuntur, » quæ nullibi inhærent vasi præterquam ad tubercula.* Notre » Auteur ne leur donne pas comme Arantius, la figure » d'une pomme de *pain ;* mais à cette particularité près, il » les a aussi bien décrits & on ne peut lui refuser dans cette » histoire l'honneur de la découverte..... Ce que Vidus » Vidius dit sur cet objet est fort clair, & je suis surpris que » M. Morgagni .... ait attribué à Arantius la gloire de cette » découverte, au préjudice de Vidus Vidius, qui vivoit près » de cent ans avant lui &c. » Vraiement oui, ce que dit Vidus Vidius, est fort clair ; M. Morgagni qui entend le latin l'a compris, & il a bien vu que dans tout ce passage il n'est nullement question des corpuscules d'Arantius placés au

& sphericis .... Vous ne manquez pas, avec votre sagacité ordinaire, de trouver quelque analogie entre l'objet que Schneider décrit ici & les sinus & les cornets sphénoïdaux, &c. Le moyen de n'être pas de votre avis? Schneider parle de certains clapiers osseux; on appelle de ce nom des cavités profondes, étroites & tortueuses, & les sinus sphénoïdaux sont des cavités assez amples, qui ont peu de profondeur & point de *tortuosités*. Schneider place

---

milieu du bord flottant des Valvules. Quant au pauvre Monsieur Portal il n'a rien entendu à tout cela, ce n'est pas pour lui que le passage de Vidus Vidius a été fort clair; je vais lui rendre le service de le traduire mot à mot, peut-être reviendra-t-il après cela de la surprise où le jette la prétendue erreur de M. Morgagni. « Le second trou, par lequel la » veine artérieuse répond au ventricule droit, a pareillement » trois membranes, qui naissent de celle dont le trou est environné & s'avancent vers la veine artérielle; chacune de » ces membranes part en forme de demi cercle du tronc de » la veine dans le lieu où elle s'éleve un peu, ensuite devenant plus épaisse, elle s'étend hors du cœur & produit » quelques tubercules imprimés dans la partie la plus élevée » du cœur; les trois membranes naissent de ces tubercules » & elles n'adherent nulle part au vaisseau, si ce n'est aux » tubercules ». M. Portal doit maintenant s'appercevoir de sa bevue, il doit sentir que Vidus Vidius ne parle ici que des petites élévations qu'on voit vers le bord supérieur du cœur, *in sublimiori parte cordis*, desquelles les valvules prennent naissance, *ab his tuberculis tres membranæ oriuntur*, & aux

ces clapiers aux côtés de l'os ethmoïde & aux environs du vomer, & les sinus sont tout-à-fait derriere l'ethmoïde & immédiatement au dessus du Vomer; enfin les os, qui forment les clapiers de Schneider, sont très-minces, en partie plats, en partie caves & sphériques; les cornets sphénoïdaux ne sont ni plats,

---

quelles le bord fixe des valvules est uniquement attaché, *nullibi inhærent vasi præter quam ad tubercula.* Or ces élévations ont-elles la moindre ressemblance avec les corpuscules cartilagineux d'Arantius qui sont placés, non au bord supérieur du cœur, mais au bord flottant des valvules, & desquels on ne sauroit dire qu'ils donnent naissance aux valvules & qu'ils leur servent d'attache unique? Il est donc démontré que M. Portal n'a nullement compris le sens du passage latin qu'il transcrit en entier. Il pousse cependant l'excès de confiance jusqu'à s'exprimer ainsi: *Vidus Vidius ne donne pas aux tubercules, comme Arantius, la forme d'une pomme de pain, mais à cette particularité près, il les a aussi bien décrits, & on ne peut lui refuser, dans cette histoire, l'honneur de la découverte, &c.* Le lecteur admirera sans doute la fidélité d'une histoire où l'on accorde l'honneur d'une découverte à un Auteur qui n'en dit pas un mot; il admirera de même la sagacité, l'intelligence d'un Critique qui n'entend pas plus les Auteurs qu'il cite, que ceux qu'il reprend; enfin il conviendra que ces mots d'*imaginem grani punici*, employés par Arantius, signifiant la forme *d'un grain de grenade*, l'Ecrivain qui les rend par ceux-ci la *figure d'une pomme de pain*, au lieu de pin, est un homme qui sait aussi bien le François que le Latin.

ni ſphériques, ils reſſemblent un peu à une coquille de moule : d'après la comparaiſon de ces objets l'un à l'autre, il eſt plus clair que le jour qu'ils n'ont entre eux aucun trait de reſſemblance & que ce ſont certainement des objets différens, ce qui ne vous empêche pas de trouver de l'analogie de l'un à l'autre, & même de pouſſer la choſe plus loin encore, en ſoutenant que Schneider *avoit une parfaite connoiſſance des cornets ſphenoïdaux & de leur origine à l'os ethmoïde*, & de votre pleine autorité vous le déclarez en conſéquence le *véritable Auteur* d'une découverte à laquelle il eſt démontré qu'il n'a aucune part. Voyant, comme vous faites, Monſieur, la deſcription des ſinus & des cornets ſphénoïdaux dans le paſſage de Schneider, je ne déſeſpere pas qu'un beau matin vous ne trouviez l'oraiſon funebre de M. de Turenne dans l'Ane d'or d'Apulée.

Avec un peu plus d'intelligence, il vous eût été facile de vous appercevoir que, dans le paſſage cité, Schneider ne parle que des cellules de l'os ethmoïde, qui ſont en effet diſpoſées ſur les côtés de cet os & près du vomer, qui ſont de véritables clapiers, s'ouvrent dans l'intérieur des foſſes nazales, laiſſent couler le mucus & ſont formées de lames oſſeuſes très-minces dont les unes ſont plates, les autres caves & d'autres arrondies en forme de ſphere ; mais pour bien voir, il faut avoir de bons yeux.

Quand on supposeroit, contre toute apparence de vérité, qu'entre les objets décrits par Scheider & les cornets & sinus sphenoïdaux, il se présenteroit quelqu'ombre *d'analogie*, comment vous trouveriez-vous fondé à prétendre que l'observation de M. Petit, savoir que les cornets sphénoïdaux sont une production de l'ethmoïde, appartient à Schneider, lequel ne dit pas une seule parole qui ait trait à cette observation ?

Enfin pour achever de convaincre le lecteur que vous ne mettez aucune justesse dans vos idées, que vous brouillez tout & que vous n'avez aucune connoissance des choses dont vous parlez si hardiment, je lui remettrai sous les yeux vos paroles à l'article de Schneider ; cet Auteur, dites-vous, *paroît avoir connu les cornets de l'os ethmoïde, que Bertin a décrit dans la suite ;* mais M. l'historien, vous qui vous donnez pour le grand réformateur des erreurs historiques, vous ne savez donc pas que les cornets décrits par M. Bertin ne sont point ceux de l'ethmoïde (1) qui étoient connus avant lui, mais les cornets sphénoïdaux, dont il a le premier donné la description & qu'il *paroît* que vous ne connoissez pas plus que Schneider ne les connoissoit lui-même.

---

(1) Bertin *nova ossicula descripsit, quæ sinuum sphenoïdeorum partem constituunt.* Haller page 477, Sud. Med.

Il résulte de la discussion que l'on vient de suivre & de la longueur de laquelle je demande sincerement pardon au lecteur. 1°. Qu'il est faux que, comme vous le prétendez, M. Petit se soit injustement attribué la découverte de l'origine des cornets sphenoïdaux ; cette découverte lui appartient incontestablement, puisque personne avant lui, & moins Schneider que tout autre, n'avoit apperçu cette origine. 2°. Que vous l'accusez à tort d'avoir attribué à M. Bertin une découverte faite par Schneider, puisque d'une part il est prouvé que M. Petit ne dit point de M. Bertin ce que vous lui en faites dire, & que de l'autre il est évident que Schneider n'avoit aucune connoissance des cornets sphenoïdaux. 3°. Qu'il est clair que vous n'avez pas entendu le passage de Schneider que vous citez avec tant d'appareil & de complaisance ; & qu'enfin vous ne connoissez point les cornets sphenoïdaux de M. Bertin, puisque vous les confondez avec ceux de l'os ethmoïde.

M. Petit n'a jamais dit ni écrit qu'il eût le premier observé que le bassin de la femme est plus grand que celui de l'homme ; cette remarque se trouve par tout, elle est, pour ainsi dire, de tous les tems : il ne prétend pas davantage être l'Auteur de la découverte que vous faites remonter *à Carpi, qui dans ses remarques sur les commentaires de Mundinus, dit que la poitrine de l'homme de l'homme est plus grande que celle de la femme, qui a au contraire le bassin plus ample.* Si Carpi, dans ses remarques sur Mundinus ou ailleurs, (car franchement je n'ai ni le tems ni l'envie d'aller vérifier le fait, que cependant je soupçonne d'être faux, par la seule raison que vous le citez) si, dis-je, Carpi a écrit que la poitrine de l'homme est plus grande que celle de la femme, il a écrit une sottise, & vous en faites une autre en le répétant. Je passe sur ce que l'expression a de vicieux, *la femme*, dites-vous, *a le bassin plus ample, au contraire de la poitrine de l'homme qui est plus grande* : on vous soupçonneroit d'avoir employé quelque iroquois pour vous faire cet article ; si vous vous servez du même ouvrier, en le joignant à ceux qui vous composeront l'histoire de la Médecine, que vous nous menacez de publier au premier jour, je ne vous dis pas de lui apprendre, mais de lui faire apprendre ce que signifie le mot *au contraire* & comment il doit être placé : mais je glisse sur les mots, je m'arrête aux choses. Vous êtes donc assez peu instruit, M. le Professeur Royal, pour croire que la poitrine de l'homme est plus grande que celle de la femme, & votre vaste érudition vous a assez bien servi pour vous faire trouver dans Carpi cette erreur que vous adoptez ; il faut qu'un simple Etudiant en Médecine vous désabuse. La poitrine de la femme & celle de l'homme ont par proportion la même amplitude; mais celle de l'homme eſt plus longue, moins élevée en devant & moins étendue de droite à gauche: celle de la femme gagne en largeur & en élévation en devant ce qu'elle perd en longueur, enſorte que par proportion elle a la même capacité que celle de l'homme. C'eſt pour placer les mamelles avec plus de grace & d'avantage, que la nature a fait faire à la poitrine des femmes plus de ſaillie en devant; c'eſt auſſi pour donner au bas ventre plus de capacité, afin que dans le tems de la groſſeſſe l'enfant fut plus à ſon aiſe & que les viſceres voiſins de la matrice fuſſent moins gênés, que chez les femmes la poitrine a, en général, moins de longueur que chez les hommes, & c'eſt ce que M. Petit a dit dans ces termes: *La poitrine des femmes eſt pour l'ordinaire plus large & plus élevée que celle des hommes.* Anat. Chir. pag. 136. On n'a jamais pouſſé le mépris de la vérité, de la raiſon, des bienſéances auſſi loin que vous le faites ici; M. Petit *écrit que la poitrine de la femme eſt pour l'ordinaire plus large & plus élevée que celle de l'homme*, & vous lui faites dire *que la poitrine de l'homme eſt plus grande que celle de la femme;* à cette fauſſeté manifeſte vous en ajoutez une qui ne l'eſt pas moins, celle de prétendre qu'il ſe donne pour Auteur d'une remarque fauſſe, dont il ne parle pas, & vous pouſſez l'impudence juſqu'à donner cet aſſemblage d'abſurdités, de fauſſetés, &c. pour une preuve que

M. Petit s'approprie les découvertes d'autrui ; dans un autre ſiecle vous euſſiez excité l'indignation du lecteur, je doute que dans celui-ci vous échapiez à ſon mépris.

Il eſt bon de ſe ſouvenir, dit M. Petit, « qu'en » parlant du grand pectoral, nous avons fait ob- » ſerver qu'il ſe détachoit de ſa partie inférieure une » bandelette charnue ; . . Il dit ailleurs que M. Palfin » s'eſt trompé en croyant, avec la plûpart des Ana- » tomiſtes, que le muſcle oblique interne du bas » ventre contribuoit à la formation de l'anneau, & » qu'on s'écarte de la vérité quand on dit que le » muſcle carré des lombes ſert à la flexion.... » Vous citez ces paſſages pour prouver que M. Petit s'attri- bue les découvertes d'autrui, & moi je les cite pour faire voir que n'ayant aucun reproche légitime à lui faire, vous en êtes réduit à lui ſuppoſer des torts & que vous le faites de la maniere la plus inconſi- dérée & la plus ridicule. En effet, M. Petit ne ſe donne point pour Auteur de ces obſervations ; ſi décrire la ſtructure d'une partie, en déterminer l'u- ſage, ſans faire mention des Auteurs qui ont fait la même choſe, eſt un plagiat, il n'y a point d'Anato- miſte qui ne ſoit plagiaire & qui ne ſoit forcé de l'être.

L'accuſation ſuivante eſt auſſi fauſſe que celles qui précédent ; mais elle a de plus qu'elles, une qualité dont le lecteur trouvera le nom ſans peine. Il eſt toujours question de prouver que M. Petit s'attribue les découvertes des autres Anatomistes; pour cela vous vous exprimez ainsi : *M. Petit dit avoir trouvé deux petits os sur la pointe de la portion pierreuse de l'os temporal, & passe sous silence le nom de Riolan qui en fait la description en ces termes : J'ai trouvé un osselet de la figure d'une graine de citrouille dans la cavité du trou externe du conduit par où passe l'arterre carotide ; M. Haller parle d'un osselet à peu près semblable qu'il a trouvé dans le même endroit.* Or l'injustice de votre part consiste ici à supprimer les paroles suivantes, qu'on lit dans le texte de M. Petit, immédiatement après celles que vous citez ; *j'ai trouvé sur la pointe du rocher deux osselets, plusieurs Anatomistes en ont déjà parlé.* Se présente-t-on comme l'Auteur d'une découverte quand on s'exprime ainsi ? Je ne sais au reste ce qui doit étonner d'avantage, ou de la sécurité avec laquelle, en supprimant la moitié du passage, vous faites dire à M. Petit précisément le contraire de ce qu'il dit, ou de l'excès d'ignorance qui vous fait confondre les objets les plus distincts. Quel rapport en effet peuvent avoir les osselets de Riolan, qu'il dit *être placés dans la cavité du trou externe du conduit par où passe l'artere carotide*, & ceux dont M. Petit fait mention & qui sont situez loin de ce trou, à l'intérieur du crane & sur la pointe de la portion pierreuse de l'os temporal. Un homme qui place ainsi le trou carotidien externe à la pointe du rocher, n'a pas besoin du certificat de Messieurs Morand & Lassonne, pour être regardé comme un grand Anatomiste.

Enfin nous voici arrivez au dernier article de ce paragraphe, il est conçu en ces termes. *M. Petit annonce avec confiance que la tunique extérieure de l'artere n'est point tendineuse mais cellulaire, & ne cite aucun Auteur...* En supposant que M. Petit annonce *avec confiance*, c'est parce que ce qu'il annonce est vrai; vous annoncez aussi *avec confiance*; mais ce que vous dites est faux. Car 1°. vous renvoyez au second vol. pag. 336, de l'Anatomie de Palfin, & c'est dans le premier vol. pag. 337, que M. Petit parle des tuniques des arteres. 2°. Celui qui vous a écrit cet article vous a trompé. M. Petit n'annonce *point avec confiance*, il se contente de dire, *je la crois* (la premiere membrane des arteres) *entierement cellulaire; au reste on a beaucoup disputé & l'on dispute encore sur le nombre & la structure des tuniques des arteres. Je ne voudrois pas prendre sur moi de prononcer là-dessus.* Ce langage est-il celui d'un homme qui annonce *avec confiance?* S'exprimer ainsi, est-ce s'approprier les découvertes d'autrui? Quand vous ferez faire des livres, pour y mettre votre nom, choisissez au moins des gens qui fassent quelque attention à ce qu'ils écrivent; l'embaras de les payer ne doit pas être grand pour vous (1).

Par tout ce qui vient d'être exposé, je suis sûr d'avoir incontestablement prouvé que l'accusation que vous formez contre M. Petit, *de s'attribuer plusieurs découvertes qui appartiennent à d'autres Anatomistes* est fausse & calomnieuse, & que dans le dessein de faire illusion & de lui donner un air de vraisemblance, vous vous êtes permis les mensonges les plus grossiers & les plus impudents.

Avant de passer à l'examen de votre troisieme paragraphe, je ne puis me dispenser de présenter au lecteur quelques réflexions, qui me semblent naître de la discussion où vous m'avez forcé d'entrer .... Vous accusez M. Petit de s'approprier les découvertes d'autrui ; vous n'ignorez pas, Monsieur, qu'agir ainsi, c'est être plagiaire, & que le plagiat est une faute grave qui blesse l'honnêteté. Vous formez donc contre M. Petit une accusation qui blesse son honneur ; l'Académie, dans laquelle vous venez d'entrer, charge deux de ses Membres d'examiner votre ouvrage & de lui en rendre compte, & ces Messieurs oubliant ce qu'ils doivent à un Confrere aussi estimable que M. Petit, au lieu de repousser

(1) Ceux qui ne comprendront pas le sens de ces paroles, n'ont qu'à s'adresser à M. Riel, Nicolas, Nicolet & autres, ils donneront le mot de l'énigme.

une imputation auſſi manifeſtement fauſſe, l'accueillent au contraire & font un rapport, où ils louent, en parlant de votre livre, *le zèle & le talent que l'Auteur démontre*, ils avancent que *ſon travail mérite des éloges, qu'il contient une ſuite nombreuſe de faits bien analiſés & qu'il ne peut être que fort utile*.... C'eſt en effet un talent bien louable que celui de noircir, d'une maniere auſſi plate qu'abſurde, la réputation d'un Citoyen reſpectable à tant de titres. C'eſt un travail bien digne d'éloge que celui où juſtice, raiſon, vérité, tout eſt foulé aux pieds. (1) Je m'abſtiens de pouſſer ces réflexions plus loin; l'intelligence & l'équité du lecteur ſuppléeront à ce que je ſupprime, par reſpect pour Meſſieurs les Commiſſaires.

L'objet que vous vous propoſez, Monſieur, dans votre troiſieme paragraphe, eſt de prouver que *M. Petit enleve à divers Anatomiſtes les découvertes qui leur appartiennent, & les accorde à d'autres qui n'y ont aucune part.*

Comme en donnant une nouvelle édition de Palfin, M. Petit ne ſongeoit à rien moins qu'à faire l'hiſtoire de l'Anatomie, & que des recherches hiſtoriques euſſent été déplacées dans un ouvrage principalement deſtiné à l'uſage des jeunes Chirurgiens, pour qui ces ſortes de recherches ſont, en général,

(1) Voyez les Notes placées à la fin de cette lettre.

aussi indifférentes qu'inutiles ; je pourrois me dispenser d'entrer à ce sujet dans aucune discussion. L'objet est en lui-même d'une assez médiocre importance ; on n'est pas meilleur Médecin ou Chirurgien parce qu'on a appris que c'est à tel ou tel autre Anatomiste qu'on doit la description d'une partie ; cependant pour achever de faire voir dans quel esprit, avec quelle soin & quelle raison vous avez écrit, ou fait écrire votre livre , je vais avoir la patience de vous suivre. J'abrégerai, parce que je n'oserois me flatter que le lecteur fut aussi patient que moi.

Le premier reproche que vous faites à M. Petit, est d'avoir avancé que M. Winslow avoit le premier fait connoître la vraie position de l'os du bras ; *cependant*, dites-vous, *Ambroise Paré connoissoit la vraie position des condiles*. (1) Si vous aviez moins manqué aux égards dûs au Savant dont je prends la défense, je chercherois une tournure pour vous dire le moins désobligemment possible, que ce fait n'est pas exact ; je me crois très-légitimement dis-

---

(1) A la page 474 du IVe. tome, M. Portal dit *que ceux qui font honneur à M. Winslow de cette découverte, n'ont point lu les ouvrages du Chirurgien François.* Supposé que M. Portal ait lu le livre *du Chirurgien François*, on peut assurer qu'il ne l'a pas entendu ; la preuve que j'en donne ici ne sera pas la seule.

pensé de prendre cette peine avez vous ; & je me contenterai de vous écrire tout simplement que le fait que vous avancez n'est pas vrai. Ambroise Paré ne connoissoit point la vraie position des condiles : voici le texte de cet Auteur. *L'os du bras a en sa partie inférieure deux apophises, ou prominences, ou tubercules, l'un antérieur & l'autre postérieur, entre les deux comme un demi-orbite de poulie.* (A. Paré, édit. de Lyon, page 140.) Paré répette la même chose presque dans les mêmes termes page 340 ; or le plus novice en Anatomie sait aujourd'hui que les condiles de l'os du bras ne sont point placés l'un en devant l'autre en arriere, comme Paré l'indique par les termes *d'antérieur* & de *postérieur*. Avant M. Winslow les Anatomistes avoient changé ces expressions, qui n'étoient propres qu'à donner de fausses idées, en celles *dexterne* & *d'interne*, qui n'en fournissoient guere de plus justes. (1) M. Winslow nous a fait voir ce qu'elles avoient de défectueux, en nous montrant que le condile prétendu antérieur ou externe, n'étoit placé ni tout-à-fait en dehors, ni tout-à-fait en devant, mais à peu près vers le milieu de l'espace compris entre ces deux

(1) M. Portal accoutumé à tout brouiller, dit page 485, tome IV. M. Winslow observe *que des condiles du bras, celui qu'on nomme interne est antérieur, & l'externe postérieur*. C'est précisément tout le contraire.

termes, que le condile prétendu postérieur ou interne regardoit autant en dedans qu'en arriere; c'est-là, Monsieur, ce qu'il est évident que *Paré* ne savoit pas, & que vraisemblablement vous ne connoissiez pas mieux que lui, d'où il s'ensuit qu'il est faux que cent cinquante ans avant M. Winslow, Paré connut la vraie position des condiles, & par conséquent M. Petit a rendu justice à M. Winslow, en le nommant comme l'Auteur de la découverte de la position naturelle de l'os du bras. Vous accusez M. Petit d'enlever à divers Anatomistes leurs découvertes pour les accorder à d'autres, & il se trouve que dès le premier pas que vous faites, vous vous montrez très-réellement coupable de la faute qu'injustement vous lui reprochez.

La seconde inculpation est conçue dans ces termes. *M. Petit accorde d'après M. Winslow à Habicot, la gloire d'avoir le premier donné une bonne description des muscles inter-osseux, que Guillemau accorde à Riolan son Maître.* S'il y avoit erreur en ceci, il est évident, d'après vos propres paroles, que M. Petit ne l'auroit commise qu'en suivant M. Winslow. Pouvoit-il choisir un guide plus sûr? Et dans le cas où la méprise de ce guide auroit occasionné la sienne, est-il juste de l'en rendre responsable? Et n'étoit-ce pas à M. Winslow que votre reproche devoit s'adresser? Si vous étiez un peu instruit des choses dont vous vous ingérez de parler, vous sauriez que M. Winslow n'est pas le seul, qui accorde à Habicot la gloire que vous voulez lui enlever. M. de Haller, bon juge en cette matiere, s'explique ainsi sur le compte de cet Auteur. (Stud. Med. tom. 1. pag. 512.) *Inter-osseorum in manu veram descriptionem & alia primus dixit.* Je pourrois me contenter de cette réponse; elle justifie pleinement M. Petit, lorsque sur un fait qui ne tient point directement à son objet principal, il a pour garands de ce qu'il avance, des hommes aussi exacts que Messieurs Winslow & de Haller, il ne sauroit essuyer aucun reproche de la part des personnes raisonnables, & il est en droit de mépriser les vôtres. Mais c'est un service à rendre à la société, que de démasquer & confondre l'ignorance, & je veux que relativement à vous elle m'ait cette obligation.

Vous revendiquez en faveur de Riolan, la découverte que M. Petit accorde à Habicot. Mais M. l'historien vous n'avez donc pas lu l'Anthopographie; si vous l'eussiez fait, vous auriez vu que Riolan n'y dit pas un seul mot de la découverte en question; voici son texte (édit. Par. 1549.) *Inter-ossei tres sunt externi totidem interni, spatiis ossium metacarpii instrati oriuntur ab eorum partibus supernis juxta carpum, & in primo internodio gracillimo tendine tria digitorum ossa lateraliter perreptant usque ad radicem unguium, ubi antrorsum & superne tendones æuntes terminantur . . . Medius & annularis digitus duos recipiunt tendones utrimque ex utroque latere cujus que inter-offei interne locati, quia habent peculiares externos. Index & auricularis unicum habent.* Ces paroles ne signifient certainement point que les deux premiers inter-osseux externes s'attachent au doigt du milieu, dont ils font l'un l'adduction & l'autre l'abduction, que le troisieme s'insere au doigt annulaire qu'il tire vers le petit doigt; que des trois inter-osseux internes le premier fait l'abduction de l'index, le second l'adduction du doigt annulaire, & le dernier celle du petit doigt. Si Riolan eût su que telle étoit l'insertion des muscles inter-osseux, pensez-vous qu'il eût manqué de le dire? Or ce qu'il n'a point dit, parce qu'il ne le savoit pas, se trouve très-clairement exprimé dans Habicot. Maintenant je demande, non pas à vous, Monsieur, mais à tout homme de bon sens, si la raison & l'équité permettent de revendiquer une découverte en faveur d'un Ecrivain, qui par son silence témoigne assez ne l'avoir pas connue, en l'enlevant à celui qui dans ses ouvrages en a fait la mention la plus expresse & la mieux détaillée?

Vous ne pouvez objecter à cela que le passage de Guillemau qui attribue à Riolan, *son maître*, la gloire d'avoir donné le premier une bonne description des muscles inter-osseux: mais faites attention, Monsieur, que tous les passages de tous les Guillemaux du monde, ne peuvent rien faire contre le texte clair & décisif de Riolan lui-même ; comment Guillemau a-t-il pu apprendre de Riolan ce que celui-ci ne sçavoit pas ? J'ignore comment & pourquoi ce passage se trouve dans le livre de Guillemau, mais je sais & si M. l'historien avoit bien voulu prendre garde à certaines dates, il sauroit aussi qu'il renferme un fait faux. En effet le Riolan, dont il s'agit ici est, suivant vos propres expressions, (tom. 2. pag. 343) *le grand Riolan, Professeur au College Royal de France.* Cet homme célebre (suivant ce que vous dites, tom. 2. pag. 279) *étoit né à Paris en 1577, de Jean Riolan, Médecin fameux, il fut reçu Docteur Régent de la Faculté, & élu au Doctorat quelques années après....* Maintenant la premiere édition des Œuvres de Guillemau étant de l'année 1598, il est évident que quand elle parut, Riolan étoit à peu près âgé de 21 ans ; or un jeune homme de cet âge peut-il être regardé comme le *maître* d'un vieillard tel qu'étoit alors Guillemau ? Vous lui donnez donc un titre qu'il ne mérite pas de porter ; je veux que Riolan ait commencé à disséquer à dix-neuf ans, & c'est tout ce qu'on peut inférer de ce qu'après *huit ans de dissections* il publia son premier ouvrage d'Anatomie à 27 ans ; je demande si l'on fait des découvertes en Anatomie la premiere & la seconde année que l'on disseque ? Vous faites, Monsieur, de Jean Riolan, un homme bien extraordinaire ; il naît en 1577, *il eſt reçu Docteur-Régent de la Faculté, & élû au Doctorat quelques années après.* Comme *être reçu Docteur, ou être élû au Doctorat* eſt abſolument la même choſe, il ſuit de ce que vous dites, que Riolan a reçu cet honneur quelques années après être né. Si cela eſt comme vous nous le faites entendre, il n'eſt pas étonnant qu'il ait aſſez bien connu la ſcience qu'il commençoit à apprendre à dix-neuf ans, pour y faire des découvertes ; il n'eſt pas étonnant qu'à peine devenu Diſciple, il ait été *Maître* d'un vieillard déjà célébre, & qu'il lui ait enſeigné ce que lui-même il ne ſavoit pas.

Votre troiſieme reproche à M. Petit a quelque choſe de ſi ridicule, qu'on a peine à croire qu'il ait été fait ſérieuſement ; il roule ſur ce que dans une compilation, dans un livre élémentaire M. Petit employe les dénominations reçues & qu'il appelle *valvule de Bauhin*, *capſule de Gliſſon*, *trou ovale* des objets qui ont coutume d'être ainſi nommés par les Anatomiſtes. Or, dites-vous, *M. Petit a grand tort de s'en tenir à la dénomination ordinaire.* Il n'y a cependant point d'Ecrivain raiſonnable qui n'ait *ce grand tort là*, & qui n'appelle *un chat*, *un chat*, *&c.* On ne doit toucher aux dénominations reçues qu'avec la plus grande retenue, parce qu'en elles-mêmes elles ſont indifférentes & qu'on court toujours riſque en les changeant, de cauſer de la confuſion ; or la plus légere confuſion dans les choſes eſt inconteſtablement un mal plus grand qu'un ſimple vice de nomenclature. . . . Mais c'eſt le propre des petits eſprits de s'attacher aux petites choſes, & rien de ſi petit que de tracaſſer ſur les mots.

On pardonneroit peut-être cette petiteſſe, ſi elle venoit à propos & qu'on en pût tirer quelque éclairciſſement; mais quel rapport peut-il y avoir entre l'uſage que M. Petit fait des dénominations ordinaires & l'accuſation que vous intentez contre lui *d'enlever à divers Anatomiſtes les découvertes qui leur appartiennent, pour les accorder à d'autres qui n'y ont aucune part.* De ce qu'il fait la premiere de ces choſes, s'en ſuit-il qu'il ſoit coupable de la ſeconde ?

Je ne me bornerai point à cette réponſe générale, quelque tranchante, quelque déciſive qu'elle ſoit. Il me paroît néceſſaire d'entrer dans certains détails, ne fut-ce que pour faire voir au Public, combien les Commiſſaires de l'Académie ont rencontré juſte en aſſurant que *perſonne avant vous n'avoit préſenté une ſuite auſſi nombreuſe de faits bien analiſés. . . . Botal*, dites-vous, *n'a point découvert le trou ovale des oreillettes du cœur, & M. Petit a grand tort de s'en tenir à la dénomination ordinaire.* Or la dénomination ordinaire & la ſeule que M. Petit ait employé, (tom. 2. pag. 298) eſt celle *de trou ovale*; c'eſt le nom que la plûpart des Anatomiſtes lui donnent. Suivant vous, Monſieur, de ce que Galien a bien décrit cette ouverture, de ce que Carcanus lui a donné l'épithete d'ovale & que Botal n'en a pas fait la découverte, il s'en suit que M. Petit a *grand tort de s'en tenir à la dénomination ordinaire ;* c'est-à-dire de l'appeller *ovale.* C'est un Membre de l'Académie Royale des Sciences, qui fait sérieusement de pareils galimatias & deux de ses confreres louent son talent; ils ont raison : ce talent est unique.

A la suite des paroles qu'on vient de lire, on trouve les suivantes. *Il me paroît que M. Petit qui se pique d'érudition dans ses écrits & dans ses cours, eût dû faire usage des travaux de ces célebres écrivains; mais ce n'est pas à moi à lui faire ce reproche.... Je parcours divers objets pour prouver à M. Petit que l'érudition n'est point inutile.* Si ce n'est pas à vous, Monsieur, à faire ce reproche à M. Petit, pourquoi donc le lui faites-vous ?... Si M. Petit se pique d'érudition, qu'est-il besoin que vous vous mettiez en frais pour lui prouver que *l'érudition n'est point inutile ?* Est-ce qu'on se pique d'une chose que l'on croit inutile? Au reste, le moyen que vous employez pour prouver l'utilité de l'érudition est bien trouvé, *vous parcourez plusieurs objets.* On n'a jamais douté que la vraie & solide érudition, c'est-à-dire celle qui est le plus diamétralement opposée à la vôtre, ne fut bonne à quelque chose. Mais s'il s'élevoit des doutes sur ce point,

vous

vous avez un moyen infaillible de les diſſiper, c'eſt celui *de parcourir pluſieurs objets ;* un autre que vous ne ſe fût certainement pas aviſé de ce beau ſecret là. . . . ſi bien donc que M. Petit qui ſe pique d'érudition & à qui cependant vous voulez prouver, *en parcourant pluſieurs objets*, que l'érudition eſt utile, auroit dû faire uſage des travaux de Galien & du *célebre écrivain* Carcanus. . . Vous n'avez donc pas fait attention, Monſieur, que vos deſirs ont été prévenus. M. Petit a ſi bien fait uſage des travaux de ces *célebres Ecrivains*, qu'il a décrit l'ouverture comme Galien & qu'il lui a donné le nom d'ovale que l'illuſtre Carcanus lui a impoſé. Il eſt évident que cela n'a pû ſe faire que d'après la lecture de ce célebre Auteur ; car il n'y a qu'un génie auſſi ſublime que Carcanus, qui ait pu donner le nom d'ovale à une ouverture oblongue, arrondie, dont les deux diametres ſont inégaux.

Vous êtes ſurpris que M. Petit conſerve à la capſule du foie le nom de Gliſſon. . . . Vous êtes ſouvent ſurpris, Monſieur ; c'eſt le propre de ceux qui n'ont jamais rien vû ; encore paſſe lorſque la ſurpriſe reconnoît pour cauſe un objet réel : mais être ſurpris d'un objet idéal & fantaſtique, franchement c'eſt pouſſer la choſe trop loin. Or ce n'eſt que dans votre idée que M. Petit a conſervé le nom de Gliſſon à la *capſule du foie.* La capſule du foie eſt la membrane qui envelope ce viſcere. On ne lui a jamais donné le nom de Gliſſon, qui n'appartient qu'à la gaine commune des vaiſſeaux du foie. Si c'eſt de celle-là que vous voulez parler, pourquoi êtes-vous ſurpris de ce que M. Petit n'en change pas le nom? Comment voulez-vous qu'il oſe tenter ce qu'un homme de votre importance & revêtu de l'autorité dont vous jouiſſez, ne s'eſt pas lui-même permis de faire?

Vous prétendez, Monſieur, *que le petit lobe du foie ne doit pas être appellé le lobule de Spigel, puiſqu'il étoit connu d'Euſtache qui l'a fait dépeindre dans la table* 11. Apparemment qu'en écrivant ceci, vous ne vous êtes pas ſouvenu de ce que vous avez dit dans un autre endroit, ſavoir que les tables de cet habile Anatomiſte *ont été égarées pendant plus de cent ſoixante ans*, & n'ont vu le jour qu'en 1712. Cela poſé, il eſt clair que quand Spigel vint au monde en 1578, il y avoit quinze ou ſeize ans que les tables d'Euſtache avoient en quelque ſorte ceſſé d'exiſter, puiſqu'avant d'être rendues publiques elles avoient été égarées; ainſi Spigel n'a pû les voir, & par conſéquent il ne doit point à Euſtache la deſcription qu'il a faite du lobule. Il ne ſe trompe donc point *groſſierement* en diſant qu'avant lui les Anatomiſtes ne l'avoient pas décrit. Il eſt donc le véritable Auteur de la découverte, & c'eſt parce que les Anatomiſtes en général & M. Petit en particulier, ſont mieux inſtruits que vous de l'hiſtoire de leur art, qu'ils accordent à Spigel l'honneur que vous vous efforcez de lui ravir.

C'eſt avec auſſi peu de juſtice que vous tentez d'enlever à M. Winſlow la gloire d'avoir fait une découverte très-importante, en nous montrant combien la poſition de l'eſtomac plein eſt différente de celle de l'eſtomac vuide. Vous aſſurez *ne pouvoir lui accorder cette gloire avec M. Petit, parce que Carpi a écrit que l'eſtomac change de poſition quand on y introduit de l'air, qu'il ſe porte un peu plus en avant & un peu plus ſur le côté gauche; ... Ce qui*, dites-vous, *ſait le principal ſujet du Mémoire de M. Winſlow. ...* Le plus petit mérite d'un ouvrage eſt d'avoir des renvois juſtes; le vôtre eſt même privé de ce léger avantage. Vous renvoyez pour ce qui concerne l'obſervation de Carpi, à la 352e page, & c'eſt à la page 271, qu'il eſt queſtion de cet Auteur. On croit quand on a trouvé l'article de Carpi, qu'on y lira quelques renſeignemens ſur la différente poſition de l'eſtomac plein ou vuide, & dans tout l'article il n'en eſt pas dit une ſeule parole; mais laiſſons ces acceſſoires, arrêtons-nous au fond de la choſe. Si M. Petit s'étoit trompé en accordant à M. Winſlow l'honneur de la découverte dont il s'agit ici, au moins faut-il convenir qu'il l'auroit fait d'après une autorité bien reſpectable, celle de M. de Haller, qui parlant de M. Winſlow, dit (Stud. Medic. tom. 1. pag. 548.) *cordis ſitum &*

ventriculi reformavit. D'après cela pourquoi réservez-vous pour M. Petit un reproche qui devroit naturellement s'adresser à M. de Haller? C'est sans doute l'impartialité dont vous vous piquez à son égard, qui vous a déterminé à en agir ainsi. Mais quelque soit votre motif, on ne s'accoutume point au ton tranchant avec lequel vous décidez des choses dont vous n'avez pas la moindre notion. *Le principal sujet du Mémoire de M. Winslow* n'est point, comme vous le prétendez, le petit mouvement en avant & sur le côté gauche que fait l'estomac quand on y introduit de l'air. Il est impossible qu'une vessie qui porte sur un plan, ne s'avance pas, quand on la souffle, vers la partie opposée à ce plan. Carpi dit, selon vous, que cela arrive à l'estomac. Voilà une belle découverte, bien à votre portée, bien digne d'être saisie par vous ; aussi ne l'avez-vous pas laissé échapper. Mais il n'en est pas de même de l'observation de M. Winslow ; par malheur vous n'avez pû atteindre jusque-là. Elle consiste en ce que dans la proportion que l'estomac se remplit, ses courbures, dont la petite regardoit auparavant en haut & la grande presque directement en bas, changent de position, de maniere que cette derniere vienne en devant & laisse l'autre en arriere; ce qui fait que la face de l'estomac, qui dans le tems de sa vacuité se présentoit en devant, s'éleve vers le diaphragme, & que celle qui étoit en arriere est alors presque tout-à-fait tournée en bas. Non-seulement l'observation de Carpi ne mene point à connoître cette espece de *virement*; mais, si l'on y fait réflexion, on verra qu'elle est propre à en éloigner l'idée. Vous avez cependant confondu ces deux choses; vous n'avez pas compris en quoi consistoit la découverte de M. Winslow, & cela ne vous a pas empêché de la lui contester (1). Puisque c'est une chose si importante, suivant ce que vous ne cessez de répéter, que *d'adjuger* les découvertes à leurs véritables Auteurs, il paroît, Monsieur, que faisant votre capital de cette grande affaire, vous auriez dû vous en acquitter avec plus d'exactitude.

Il y a deux manieres d'avoir part à une découverte. La premiere est quand on indique en passant un objet plus ou moins clairement. La seconde est lorsqu'on traite cet objet spécialement & qu'on le met dans tout son jour. L'obligation qu'on doit

(1) Ce que M. Portal conteste ici à M. Winslow, il le lui accorde à la page 478 du tome IV. Voici ses paroles.... M. Winslow a suivi de très-près l'ouvrage de Vesale dans la description qu'il donne de l'estomac, *cependant on y trouve des détails nouveaux sur sa position naturelle.* Si ces détails sont *nouveaux*, ils ne sont donc pas empruntés de Carpi; s'ils sont dus à cet Auteur, ils ne sont certainement pas nouveaux.

avoir aux Ecrivains qui ſont la derniere de ces choſes, l'emporte de beaucoup ſur celle à laquelle on eſt tenu envers les autres. Un ſentiment d'équité naturelle fait qu'on oublie en quelque ſorte les dates, *& erunt noviſſimi primi.* C'eſt ainſi que Harvée eſt univerſellement regardé comme Auteur de la fameuſe découverte de la circulation du ſang, quoiqu'il ſoit inconteſtable que Ceſalpin, Columbus, Servet, &c. l'avoient aſſez clairement annoncée avant lui. Pourquoi donc, Monſieur, trouver mauvais que M. Petit faſſe à l'égard de M. Winſlow, ce qu'il ſemble ſi juſte de faire pour Harvée ? Vous convenez que *M. Winſlow eſt certainement le premier qui ait bien décrit le petit épiploon ;* ſi pour la premiere fois vous voulez réfléchir, vous conviendrez auſſi que Spigel n'a indiqué le petit épiploon que d'une maniere bien vague & bien ſuperficielle, en diſant que *le lobule du foie eſt enfermé tout entier dans la cavité de l'omentum* (1). Quant à Gliſſon que vous aſſurez donner une *deſcription très-détaillée* de cette partie; voici ſes paroles. *Protuberantiam autem illam quod attinet, qua mediante hepar omento annectitur, quamque Spigelius lobum*

(1) M. Portal avance que le petit épiploon eſt repréſenté dans les tables d'Euſtache, ce qui eſt très-faux ; il paroît que ce ſouverain Juge des Anatomiſtes & de leurs travaux avoit un bandeau ſur les yeux quand il a prononcé ce jugement.

appellavit, etiam si hoc nomen illi concedatur, &c. Si les connoisseurs trouvent dans ce passage une description du petit épiploon, telle que vous l'annoncez, c'est-à-dire *très-détaillée;* je consens à ne plus regarder M. Winslow comme Auteur de la découverte de cette partie.

Relativement à M. Petit, tout est dans votre livre, odieuse & fausse critique. Je l'ai jusqu'à présent démontré; l'article suivant en fournit une nouvelle preuve. *M. Petit,* selon vous, *se montre trop complaisant envers M. Winslow, lorsqu'il lui accorde la découverte du petit pancreas & de son canal excréteur; Warthon l'a devancé.* Il n'y a que deux faussetés dans ce passage, la premiere consiste à dire que M. Petit attribue à M. Winslow la découverte du double canal excréteur du pancreas; la seconde a prétendre que Warthon a distingué le petit pancreas du grand. Voici comment M. Petit s'explique à ce sujet.... *M. Winslow a remarqué à l'extrémité droite du pancreas une portion, qui en est un peu distinguée & qu'il appelle le petit pancreas; ce qui a déterminé sur-tout cet illustre Anatomiste à donner un tel nom à cette partie, c'est qu'elle a un conduit excréteur propre & distingué de celui du grand pancreas, &c.* Ces paroles font voir que M. Petit n'accorde point à M. Winslow la découverte du double canal pancréatique; il dit seulement que l'existence du second canal a déterminé M. Winſlow à donner le nom de petit pancreas à la portion dans laquelle il se trouve placé. Or cette portion n'a point paru à Warthon *un peu distinguée* du reste du pancreas & il ne lui a point donné le nom de petit pancreas. Il n'a donc point devancé M. Winslow, comme vous l'avancez faussement, & par conséquent ce que M. Petit a écrit est juste & n'accorde à M. Winslow que ce qui lui appartient.

Si ce que je viens de vous dire au commencement de l'article précédent avoit besoin de confirmation, le point que je vais discuter la fourniroit bien complétement. Lisons d'abord ce que vous avez écrit. *M. Petit loue M. Goulard d'avoir inventé une aiguille pour faire la ligature de l'artere intercostale; mais il se trompe. M. Goulard n'a que le mérite de l'application; car l'aiguille est décrite dans les ouvrages de Paré; celui-ci s'en servoit principalement pour lier les vaisseaux des extrémités.* Vous me permettrez sans doute, Monsieur, d'opposer à votre témoignage celui d'un homme, qui de votre aveu fait époque dans l'histoire de la Chirurgie; je veux parler de M. Louis: voici comment il s'explique au sujet de l'aiguille de M. Goulard dans le Dictionnaire Enciclopédique. *Il y a une aiguille particuliere pour la ligature de l'artere intercostale, on en doit l'invention à M. Goulard, Chirurgien de Montpellier, &c.* Vous assurez cependant que cette aiguille est décrite dans les ouvrages d'Ambroise Paré, qui s'en ſervoit principalement pour lier les vaiſſeaux des extrémités; ce diſcours me porte à croire que vous ne connoiſſez pas plus l'aiguille de M. Goulard que la maniere d'opérer d'Ambroiſe Paré. En effet, ce Chirurgien célebre ne ſe ſervoit point ordinairement d'aiguille pour lier les vaiſſeaux après les amputations des membres; il les ſaiſiſſoit avec des pinces, il les tiroit un peu hors des chairs & paſſoit autour un fil qu'il nouoit, & ce n'étoit que quand cela ne réuſſiſſoit pas, qu'il ſe ſervoit d'une aiguille qui ne reſſemble point à celle de M. Goulard. Cette derniere eſt faite comme une petite algalie, ſa tête eſt en plaque, ſon corps qui a trois pouces de longueur eſt cylindrique, ſa pointe eſt tranchante des deux côtés, percée de deux trous & elle a une rainure ſur ſa convexité pour recevoir les fils; l'aiguille de Paré ne reſſemble point à une algalie, elle n'a point la tête en plaque, porte quatre pouces de long & n'a ni trous vers la pointe, ni rainure à ſa convexité, ce qui fait voir qu'elle eſt fort différente de celle de M. Goulard, & par conſéquent il eſt faux que cette derniere ſoit décrite dans Ambroiſe Paré. Un homme ſage parle avec circonſpection de ce qu'il ſait le mieux; M. Portal ne garde aucune meſure, même en parlant de ce qu'il ignore.

Je viens de vous démontrer, Monſieur, que de tous les reproches que vous faites à M. Petit, il n'en eſt pas un qui ſoit fondé en raiſon, qu'ils ſont tous, ſans en excepter un ſeul, faux & injuſtes, & qu'ils manifeſtent en vous au moins une profonde ignorance ; malgré cela vous oſez dire en finiſſant l'article que j'examine, que vous trouvez dans le Palfin de M. Petit *un nombre prodigieux de fautes hiſtoriques*, quoique vous n'ayiez pû parvenir à en prouver une ſeule. En vérité, M. l'hiſtorien, il n'y a ici rien de prodigieux que la hardieſſe avec laquelle vous avez pu accumuler tant de fauſſetés.

Enfin nous ſommes arrivés au quatrieme & dernier article de votre Critique; il eſt conçu dans ces termes. *L'Anatomie chirurgicale commentée par M. Petit, contient la deſcription de pluſieurs objets qui n'exiſtent pas.*

On doit s'attendre que ce point ſera auſſi bien prouvé que les précédens.

Il s'agit d'abord du périoſte interne, & vous ſoutenez *que quoiqu'en diſe M. Petit, il n'y en a point, & que c'eſt une choſe de fait.* Ne ſembleroit-il pas d'après cette expreſſion, *quoiqu'en diſe M. Petit*, que cet Anatomiſte eût fait un traité ſur le périoſte interne, ou tout au moins qu'il eût entrepris d'en prouver l'exiſtence ? Rien de tout cela. *Ce quoiqu'en diſe M. Petit* ſe réduit exactement à avoir prononcé deux fois en paſſant, & pour ſe conformer au langage reçu, le nom de perioſte interne. Eſt-ce là faire la deſcription d'un objet ? Il me ſeroit d'ailleurs aſſez facile de faire voir que la diſpute ſur le périoste interne n'est qu'une dispute de mots; comme il y en a tant d'autres, & comme il faut qu'il y en ait pour donner pâture aux esprits de la trempe du vôtre.

Vous reprochez ensuite à *M.* Petit *d'avoir, à l'imitation de M. Winslow, décrit le muscle métatarsien que M. Lieutaud a démontré être un vrai ligament.* Mais prenez donc garde, Monsieur, qu'en faisant ce que vous dites, M. Petit a donné la description d'une partie qui existe; s'il a pêché, ce ne peut être, d'après vous-même, qu'en donnant le nom de muscle à ce qui doit porter le nom de ligament. Au lieu de perdre votre tems à barbouiller du papier, apprenez à disséquer, & vous verrez qu'en voulant réformer M. Winslow, M. Lieutaud s'est trompé lui-même.

Je ferai une réponse courte, mais claire, à l'article très-long & très-embrouillé qui suit.... Il s'est élevé des controverses sur la maniere dont le nerf grand sympathique communique avec la cinquieme paire. Le livre de Palfin, on l'a dit cent fois, étant un livre uniquement destiné à faire sentir aux jeunes Chirurgiens comment la pratique de leur art porte sur la connoissance du corps humain, toute controverse anatomique devoit naturellement en être bannie; ainsi M. Petit a sagement fait de ne point entrer dans celle dont il s'agit ici. D'ailleurs à quoi aboutit-elle? Willis, Vieussens, Winslow disent que l'intercoſtal communique avec la cinquieme & ſixieme paire ; M. Petit n'en dit pas d'avantage, & l'autorité de ces Auteurs lui a ſemblé devoir l'emporter ſur celle des autres. Mais ce n'eſt pas-là décrire une partie qui n'exiſte pas, ſur-tout quand on entend M. Lieutaud, que vous citez, nous dire *que le nerf orbitaire & celui de la ſixieme paire concourent ordinairement à la formation de l'intercoſtal.* Ainſi tout votre verbiage aboutit ici, comme de coutume, à une fauſſeté palpable ; en voici la preuve. M. Petit, dites-vous, *eût dû ne pas décrire les communications de la cinquieme paire avec les intercoſtaux, comme conſtantes.* C'eſt préciſément auſſi ce que M. Petit n'a pas fait ; il ſe contente, à l'exemple de M. Lieutaud, de dire qu'elles ont lieu, *pour l'ordinaire.* Telles ſont ſes paroles, (Anat. Chir. tom. 1, pag. 420.) le tronc de l'intercoſtal dans le crâne ſe diviſe en trois filets, *pour l'ordinaire,* dont un va ſe joindre au nerf de la ſixieme paire, & les deux autres vont s'unir à ceux de la cinquieme.

Vous faites, ſuivant votre uſage, un long commentaire chargé de noms d'Auteurs, pour montrer à M. Petit qu'en parlant des glandes milliaires, *il a décrit un objet qui n'exiſte point ;* un autre que vous qui avanceroit ce fait pourroit être ſoupçonné de n'avoir pas lû l'Anatomie Chirurgicale ; certainement, Monſieur, vous êtes à l'abri de ce ſoupçon :

on voit cependant ces paroles dans le Palfin de M. Petit; *il y a des Auteurs qui diſent que l'on a de la peine à démontrer ces glandes .... & que des petites arteres repliées peuvent faire tout ce qu'on attribue à ces corps glanduleux.* Ayant d'ailleurs aſſiſté aux leçons de M. Petit, vous ſavez bien poſitivement qu'il n'admet point l'exiſtence des glandes milliaires; mais votre but n'eſt pas de dire la vérité, votre deſſein eſt de donner à vos lecteurs une mauvaiſe opinion du ſavoir de M. Petit, & ce qui met le comble à votre honte, c'eſt que vous vous y preniez ſi mal pour remplir une ſi belle intention.

Enfin ne ſachant plus à quoi vous accrocher, vous vous aviſez de faire une liſte des omiſſions que vous prêtez à M. Petit. Vous ne vous contentez donc pas, Monſieur, de l'appeller à votre tribunal, que vous qualifiez d'impartial, pour y répondre ſur ce qu'il a dit, il faudra encore qu'il y rende compte de ce qu'il n'a pas dit. Vous pouſſerez bientôt l'impartialité juſqu'à le rechercher ſur ſes plus ſecrettes penſées. Cette recherche ne vous embarraſſera pas plus que celle des péchés d'omiſſions, vous les ſuppoſerez telles que votre imagination vous les préſentera; il vous ſera enſuite fort aiſé d'en faire la Critique. Je ne dirai point au lecteur que tout ce qu'il a vû juſqu'à préſent ne renferme qu'un foible échantillon de votre hardieſſe à controuver des faits, & de votre témérité à les donner comme des vérités, il auroit trop de peine à le croire; un tel excès ne ſemble pas poſſible; je me contenterai de l'en convaincre : quelques exemples ſuffiront pour cela; il ſeroit trop faſtidieux de pouſſer la diſcuſſion plus loin.

Vous aſſurez, Monſieur, que M. Petit a omis *de décrire les courbures naturelles de l'épine......* Le paſſage ſuivant, tiré mot à mot de l'Anatomie Chirurgicale, ſervira de réponſe à cette inculpation. *M. Winſlow obſerve que l'épine étant vue de front par devant & par derriere, paroît droite.... Si l'on conſidere l'épine par une de ſes parties latérales, on voit qu'elle eſt courbée dans différens endroits.... La portion de l'épine qui fait le col ſe porte un peu en devant, celle qui fait le dos ſe courbe en arriere & amplifie par ce moyen la capacité de la poitrine. Les dernieres vertebres font une autre courbure à contre-ſens de la premiere & ſe portent en devant, ce qui tient le corps en équilibre. Enfin l'os ſacrum ſe jette en dehors & rend par-là le baſſin aſſez étendu pour contenir le gros inteſtin, &c. Le coccix ſe porte en devant; cette diſpoſition peut changer par accident...* N'eſt-ce pas une choſe bien imaginée que d'accuſer un homme qui entre dans tous ces détails de n'avoir pas décrit les courbures de l'épine?

Si l'on vous en croit, M. Petit a manqué de donner les caracteres diſtinctifs du ſquelette de l'homme & de celui de la femme. Ce qu'il y a d'admirable en ceci, c'eſt que M. Petit a conſacré un chapitre tout entier (le 34) pour faire ce que vous lui reprochez d'avoir oublié, & j'oſe vous défier de me citer un livre d'Anatomie où toutes les différences en queſtion ſoient auſſi bien expoſées qu'elles le ſont dans ce chapitre, que malgré ſa longueur je ne crois pas pouvoir me diſpenſer de tranſcrire ici. Le voici.

De la différence des os de l'homme d'avec ceux de la femme.

» Nous avons déjà marqué dans le cours de cette » oſtéologie, quelques-unes des différences qui » s'obſervent entre les os d'un homme & ceux d'une » femme, il ſera peut-être utile de les raſſembler » toutes ici.

» On a dit autrefois que l'os coronal étoit diviſé » en deux parties chez les femmes; mais c'eſt une » erreur. Cet os dans le fœtus eſt toujours ſéparé en » deux pieces, qui quelquefois ſe réuniſſent par » une ſuture en grandiſſant; mais cela n'eſt pas » plus particulier à l'un qu'à l'autre ſexe.

» Les clavicules des femmes ſont moins ſaillantes, » moins courbées que celles des hommes, ce qui » fait qu'elles ont la gorge plus belle & moins rem» plie de foſſes.

» Le ſternum eſt communément plus large par en » bas aux femmes qu'aux hommes, &c.

» La poitrine des femmes eſt pour l'ordinaire » mieux faite, c'eſt-à-dire, plus voutée, plus égale, » faiſant mieux la hotte que celle des hommes, &c.

» Les différences les plus remarquables & les » plus utiles à obſerver, ſe voient dans les os du » baſſin.

» L'os ſacrum dans les femmes eſt plus large » en haut, moins long & moins courbe; ſa pointe » eſt plus déjettée en arriere, ce qui aggrandit le » petit baſſin & fait que les femmes ont la partie » qui y répond, communément plus élevée que les » hommes.

» Le coccix eſt plus mobile & ſe porte plus en » arriere.

» Les os des iſles ſont plus larges, plus renverſés » en dehors, ce qui donne plus d'étendue au grand » baſſin, & fait que l'ouverture du petit baſſin eſt » plus ample. Il eſt bon d'obſerver auſſi que cette » ouverture eſt mieux arrondie.

» Les os iſchium ſont plus écartés l'un de l'autre, » leurs épines plus renverſées en dehors, de même » que leurs tubéroſités.

» Enfin les os pubis ont une crête moins mar- » quée, plus déjettée en devant, & ce qu'il importe » plus au Chirurgien d'obſerver, ces os ſe touchent » par des ſurfaces moins étendues de haut en bas, » d'où il ſuit que le cartilage qui fait la ſymphiſe eſt » plus court; mais en revanche il a plus de largeur

ou

» ou d'épaiſſeur ; il arrive delà que la grande échan-
» crure antérieure du baſſin a plus d'étendue dans
» les femmes, & cette étendue eſt encore augmentée
» par le renverſement marqué des bords des bran-
» ches de l'iſchium & du pubis, &c. &c.

» Il ne ſera pas inutile de faire remarquer que les
» petites femmes ont pour l'ordinaire le baſſin plus
» large que celles qui ſont d'une taille avantageuſe
» & élancée.

» Les genoux des femmes ſont plus en dedans.

» Au reſte les os des hommes ſont en général plus
» durs, plus chargés d'inégalités & plus grands par
» proportion que ceux des femmes ».

Les autres prétendues omiſſions que vous reprochez à M. Petit, ſont à peu près auſſi bien fondées que celles que je viens d'examiner. Je m'abſtiens de les ſuivre en détail, dans la crainte de mettre la patience du lecteur à une trop forte épreuve ; d'ailleurs que répondre à des allégations vagues, dont vous n'adminiſtrez aucune preuve ? Il me ſuffira d'aſſurer qu'elles ne renferment rien de vrai, & que le paſſage latin qui les termine & que vous avez trouvé aſſez beau pour le placer deux fois dans votre ouvrage, ne ſauroit être plus mal choiſi & plus mal appliqué qu'à M. Petit. Le lecteur ne refuſera certainement pas de m'en croire plutôt que vous ; il ne peut raiſonnablement accorder ſa confiance à un homme qu'il a tant de fois trouvé en menſonge.

Après avoir verſé le fiel de votre critique ſur le Palfin de M. Petit, vous indiquez les autres ouvrages de ce Médecin, & vous faites ſur quelques-uns des réflexions, où l'on retrouve le même eſprit & la même juſteſſe que dans celles, dont l'examen nous a juſqu'à préſent occupés.

Une des plus belles & des plus intéreſſantes découvertes de ce ſiecle, eſt ſans contredit celle de la véritable cauſe de l'accouchement; on en a l'obligation à M. Petit, & tous les Phyſiologiſtes conviennent que ſur ce point *il a pris la nature ſur le fait.* On ſent bien que votre impartialité ne vous permet pas de payer à M. Petit le juſte tribut de louanges qu'il mérite; mais on eſt étonné de vous voir, ſur un objet auſſi important, dire avec un Laconiſme, qui ne vous eſt point ordinaire, que *l'explication de la cauſe de l'accouchement peut être victorieuſement attaquée.* J'ai preuve en main que cela n'eſt pas vrai. Si la choſe eût été poſſible, vous auriez au moins eſſayé de l'exécuter.

Dans le peu que vous dites, Monſieur, touchant la maniere dont M. Petit a défendu ſon opinion ſur les naiſſances tardives contre M. Bouvart, il eſt aiſé de s'appercevoir de la liaiſon qui regne entre ce dernier & vous. Jamais couple ne fut mieux aſſorti. *Simile ſimili gaudet.* Même goût pour la vérité, même reſpect pour les bienſéances, même politeſſe, même juſteſſe dans le raiſonnement, érudition auſſi bien choisie de part que d'autre, égale légereté dans le style; si gens de votre espece pouvoient être amis, ç'en seroit sans doute assez pour le devenir: au moins cela suffit-il pour vous rapprocher & vous tromper mutuellement en feignant de l'être. Je ne vois qu'un point où votre ami M. Bouvart l'emporte sur vous, c'est par l'illustration que l'excellence de son ame & ses bons procédés envers ses confreres, &c. lui ont acquise; mais *euge puer*, avec les dispositions que vous montrez, vous passerez votre modele.

En combattant contre votre cher M. Bouvart, M. Petit a fait voir que son Adversaire étoit le plus absurde raisonneur qui fut au monde. On auroit grand tort de ne se pas mettre à son aise avec un écrivain de cette trempe; aussi M. Petit n'a-t-il point fait de difficulté de s'égayer à ses dépens. La moindre vengeance qu'on puisse tirer de l'impudence des ignorans, est de les couvrir de ridicule. C'est aussi ce que M. Petit a fait à l'égard de son antagoniste, & c'est-là ce que vous appellez des personalités. Cependant, Monsieur, ce titre n'appartient qu'aux injures grossieres, aux calomnies atroces qu'au défaut de bonnes raisons, M. Bouvart a répondu à M. Petit dans un libelle, moins flétri par la défense émanée du Magistrat d'en continuer le débit, que par le profond mépris que tous les honnêtes gens ont conçu pour lui, comme pour son Auteur.

Il est vrai que M. Petit s'est trompé, en donnant

comme neuve la deſcription des ligamens poſtérieurs de la matrice. Santorini les avoit décrits avant lui. L'amour connu de M. Petit pour la vérité m'eſt un ſur-garant, que loin de blâmer cet aveu, il y applaudira de bon cœur; il m'a même prévenu ſur ce point. Plus d'une fois je l'ai entendu dans ſes leçons, réparer autant qu'il étoit en lui, ſon erreur, par la confeſſion naïve qu'il en faiſoit; vous avez été à portée de l'entendre comme tant d'autres, ou tout au moins vous avez dû voir ſon aveu, dans les cayers de ſes Diſciples que vous citez un peu plus bas. Il eſt plus que vraiſemblable que vous ne connoiſſez la faute que par l'aveu de celui à qui elle eſt échappée, & quoique vous ne puiſſiez diſconvenir que la deſcription de M. Petit ne l'emporte de beaucoup par la clarté & les détails qu'elle renferme, ſur celles de Santorini & de Gunzius, vous ne lui en reprochez pas moins ſon inadvertence avec une oſtentation vraiment puérile. De quel œil le lecteur verra-t-il cette fanfaronade? De l'œil avec lequel un homme d'honneur voit un lâche enfoncer ſon épée dans la gorge d'un ſoldat, qu'un faux pas a fait tomber, & qui s'eſt rendu priſonnier de bonne grace.

Il vous paroît, Monſieur, que dans ſon Mémoire *ſur un anevriſme qui a produit des effets ſinguliers*, M. Petit eût pu rapporter ou citer *une obſervation de Willis*, que vous tranſcrivez tout au long; ſans doute afin qu'on en vit mieux, que ſi M. Petit a pû, il eſt certain qu'il n'a pas dû faire cette citation, attendu que dans l'obſervation de Willis, il n'eſt point queſtion d'anévriſme, & que d'ailleurs cette obſervation n'a preſque aucun trait avec le ſujet du Mémoire dont il s'agit.

Vous, Monſieur, qui vous plaiſez tant à citer, & qui attachez un ſi grand mérite à le faire, pourquoi ne nommez-vous pas les Auteurs qui ont décrit les fontanelles inférieures tant antérieures que poſtérieures, dont M. Petit a fait l'expoſition ; ainſi que celle d'un os que vous prétendez voir dans de vieilles tables où de fait il ne ſe rencontre pas ?

Je ſuis bien aiſe, Monſieur, de vous avertir, en finiſſant, que le ſentiment de M. Petit ſur l'uſage des reins ſuccenturiaux n'eſt point celui que vous lui prêtez, qu'il a aſſez de bon ſens pour ne point comparer, comme vous le dites, des diſtributions d'arteres avec *les iſles que la Seine forme autour de Paris ;* il ſait que la Seine ne forme point d'iſles *autour* de Paris, & qu'il n'y a rien de moins reſſemblant à une iſle qu'une diſtribution d'arteres. Avant de critiquer un Auteur, les écrivains cenſés commencent par ſe mettre bien au fait de ſes ſentimens. Vous ſuivez une méthode toute oppoſée ; il n'eſt pas étonnant que vous produiſiez de ſi beaux chefs-d'œuvres.

J'ai rempli l'objet que je m'étois propoſé : j'ai démontré que votre Critique des ouvrages Anatomiques de M. Petit, eſt auſſi injuſte que peu réfléchie ; que n'ai-je pu me diſpenſer de laiſſer entrevoir la nature des motifs, qui, malgré la maniere honnête & obligeante dont M. Petit a agi envers vous, vous ont déterminé à le calomnier & à le déchirer de toutes vos forces ! il eſt peu d'exemples de mauvais procédés pouſſés auſſi loin ; il n'en eſt point que dans un ſeul livre on ait cumulé tant de fautes de toute eſpece. Le Public eſt maintenant en état de juger l'ouvrage & l'ouvrier, ce n'eſt point à moi à prévenir ſon jugement ; j'ai fait mon devoir en défendant mon maître, & lui donnant par-là un foible témoignage de ma reconnoiſſance. Si vous faiſiez le vôtre, Monſieur, vous arracheriez à la lumiere, & vous couvririez d'une ombre éternelle le monument de votre honte, vous vous efforceriez, par une conduite oppoſée à celle que vous avez tenue juſqu'à préſent, de faire oublier à M. Petit, & ſur-tout au Public, l'énormité des torts que vous avez envers eux. Enſuite vous apprendriez le François & le Latin que vous ne ſavez pas, l'Anatomie que vous enſeignez, la Chirurgie ſur laquelle vous faites faire un livre pour y mettre votre nom, vous travailleriez particulierement à vous former l'eſprit, &c. à connoître l'art de lier quelques idées entre elles, à raiſonner plus conſéquemment, à acquerir le goût de la décence, de l'honnête & du juſte ; cela fait, vous pourriez prendre la plume & essayer de vous en servir. Je présume, il est vrai, que si pour tenter cet essai, vous attendez que vous ayez fait acquisition de toutes ces connoissances, c'est-à dire, de tout ce qui vous manque; l'histoire de l'Anatomie sera la derniere de vos productions.

Je suis, Monsieur, avec les sentimens que vous méritez,

Votre très-humble & très-obéissant serviteur, DUCHANOY.

NOTES.

Ces Notes annoncées dans la lettre précédente, ont pour objet de montrer, par ſurabondance de preuves, que, dans le livre de M. Portal on n'a reſpecté ni la juſtice, ni la raiſon, & que l'ouvrage a été dicté par la paſſion & l'ignorance la plus craſſe en tout genre; je ne préſente ici qu'un petit nombre de traits pris pour la plûpart dans les premiers feuillets du livre. Si je voulois épuiſer la matiere, ces Notes n'auroient point de fin.

Botal a toujours été regardé comme un très-ſavant Médecin & comme un de ceux qui a le plus contribué aux progrès de ſon art. M. Portal dit lui-même que *Botal exerça la Médecine avec la plus grande célébrité, qu'il ſe fit une des plus brillantes réputations*, qu'il fut premier Médecin du Roi Henri II, après l'avoir été du Duc d'Orléans. Les maximes de Botal ſur l'utilité de la ſaignée ſervent encore de regle de conduite à tous les bons praticiens; c'eſt lui qui nous a appris, contre l'opinion des Médecins qui l'avoient précédé, que l'effet d'une ſaignée faite à telle, ou telle autre partie étoit le même, mais qu'il étoit plus avantageux d'ouvrir les groſſes veines; qu'on pouvoit ſaigner en toutes ſaiſons, que les femmes groſſes avoient plus beſoin d'être ſaignées que les filles, que la ſaignée étoit convenable dans les fievres putrides, la toux, les catharres, &c. Un homme juſte ne peut parler qu'avec reſpect d'un auſſi grand homme que Botal. Voici cependant comment M. Portal s'exprime à ſon ſujet. *Quelques Anatomiſtes, qui ont ſuccédé à Botal, ſont ſi ſimples & ſi peu inſtruits de l'hiſtoire de leur art, qu'ils lui accordent l'honneur de la découverte du trou ovale, dont il étoit indigne à tous égards; ainſi ſon nom qui devoit reſter dans un éternel oubli, s'eſt tranſmis juſqu'à nous par l'ignorance de ceux qui lui ont ſuccédé. Admirateurs frivoles des ouvrages d'un ſot, pourquoi ne fouilloient-ils pas dans les ouvrages de Galien, &c.* C'eſt M. Portal qui traite Botal de ſot, c'eſt lui qui décide que ſon nom devoit reſter dans un éternel oubli. On ne peut réfléchir à l'injuſtice de ce procédé, & voir quel en eſt l'Auteur ſans ſe rappeller à la mémoire le dernier coup de pied que le lion de la fable reçut en mourant.

Selon M. Portal, (préface pag. 32) *Riolan n'eſt fecond qu'en citations ſouvent inutiles, & l'on reconnoît dans tous ſes diſcours la jalouſie & l'amour propre...* Ailleurs M. Portal l'appelle *le grand Riolan*. Comment un homme qui ne laiſſe voir que jalouſie & amour propre, peut-il être un grand homme?

M. Portal (préface pag. 30) aſſure que *c'eſt à M. Duverney, que le célébre M. Winſlow doit ſa grande célébrité....* Il eſt vrai cependant que *le célébre* M. Winſlow ne doit ſa *grande célébrité* qu'à ſes travaux, qu'à ſon génie, qu'au vrai goût de l'anatomie dont il étoit ſupérieurement doué. Les connoiſſeurs ſavent qu'elle différence ſe rencontrent entre l'*expoſition Anatomique de M. Winſlow & les livres d'Anatomie de M. Duverney*.

Si l'on en croit M. Portal, (préface pag. 33.) *la nevrographie de Vieuſſens eſt le plus grand ouvrage qui ſoit ſorti de la France*; il faudroit pour que ce jugement fut vrai, que le livre de M. Winſlow n'exiſtât pas.

(Pag. 19, préface.) *Après le déluge, l'Anatomie fit de rapides progrès* : la rapidité des progrès a été ſi grande, que pluſieurs milliers d'années après le déluge, Hippocrate ne diſtinguoit pas les nerfs d'avec les tendons.

On commença des-lors à fouiller ſérieuſement dans les entrailles des victimes; apparemment qu'avant le déluge on y fouilloit pour rire. *Le luxe qui s'introduiſit parmi les hommes, les porta à embaumer les corps.* Les Egyptiens ſont les premiers qui aient embaumé les corps; les motifs qui les y déterminoient étant auſſi bien connus qu'ils le ſont, il eſt ridicule de dire qu'ils le faiſoient par luxe.

(*Ibid.* pag. 20.) *L'anatomie fut peu cultivée par les ſucceſſeurs de Galien; ſi Soranus, Oribaſe, Meletius, Theophile s'en occuperent, ils ne firent aucune découverte ſignalée.*

Sectateurs des Grecs ils se faisoient une vraie gloire d penser comme eux ; leurs préceptes étoient, selon ces Auteurs Arabes, autant de démonstrations... On cherche envain le sens de cette derniere phrase, ainsi que sa liaison avec la premiere... De quels Auteurs Arabes veut-on parler ? On n'a pas dit un mot d'eux auparavant.

La religion catholique a concouru pendant quelque temps à retarder les progrès de l'Anatomie. Dans les premiers siecles de l'église les Médecins furent Prêtres, & comme Prêtres ils devoient avoir en horreur l'effusion du sang ; ainsi par une fausse application des dogmes saints à l'art de guérir, on négligea l'étude de l'Anatomie & de la Chirurgie ; bien plus, on la blâma, on la défendit... L'église n'a jamais blâmé ni défendu l'étude de l'Anatomie & de la Chirurgie, ni *lancé d'anathême contre ceux qui exercent la Chirurgie* ; elle a seulement interdit à ses Ministres l'exercice de cette derniere. Cette interdiction est une simple regle de discipline ; il n'est en cela nullement question d'une *fausse application des dogmes saints à l'art de guérir*. Qu'est-ce d'ailleurs qu'appliquer des dogmes saints à l'art de guérir ? Il paroît que Monsieur l'historien est assez instruit de sa religion pour confondre ensemble le dogme & la discipline ecclésiastique.

Cependant quelques esprits plus judicieux reconnurent que l'anathême lancé par l'église contre ceux qui versent le sang humain, ne tomboit que sur les destructeurs de l'homme ; ainsi l'église approuva l'étude & la pratique de l'Anatomie, qui n'est nullement contraire aux dogmes de notre religion. Les Anatomistes d'une conscience timorée, auront grande obligation à M. Portal, de ce qu'il leur assure que disséquer un corps n'empêche pas de croire un Dieu en trois personnes, &c.

(*Ibid.* pag. 36.) *L'Anatomie & la Chirurgie ont souffert les mêmes viciſſitudes ; leur objet eſt à peu près le même*. . . L'objet de la Chirurgie eſt de conſerver la ſanté & de guérir les maladies par l'opération de la main. Celui de l'Anatomie étant, ſelon M. Portal, à peu près le même, il ſe trouvera qu'on diſſequera un mort pour lui conſerver la ſanté & guérir ſes maladies ; il paroît que M. Portal connoît auſſi bien la différence qu'il y a entre *objet & ſujet* ; qu'entre dogme & diſcipline.

Je ne parle point de cette Chirurgie qui ne connoît que le fer & le feu .... mais de celle qui éclairée par le flambeau de la Médecine, ſait plûtôt proſcrire qu'ordonner une opération, &c. La bonne Chirurgie bien éclairée du flambeau de la Médecine, en général ne proſcrit ni n'ordonne une opération ; quand elle eſt néceſſaire elle l'exécute, quand elle eſt inutile elle la proſcrit.

En 1730, *M. de la Peironie a profité de ſon crédit à la Cour pour ſéparer plus ſpécialement le corps de Chirurgie de celui de Médecine.* M. de la Peironnie n'a jamais ſongé à cela, & de fait, depuis lui, les corps de Médecine & de Chirurgie ne ſont pas *plus ſpécialement* ſéparés qu'auparavant.

Ibid. pag. 38. *Les Egyptiens croyoient que leur ame étoit unie à leur corps autant qu'il étoit à l'abri de la pourriture* ; les Egyptiens faiſoient tout ce qui étoit en eux pour conſerver leurs corps exempts de pourriture, parce qu'admettant le dogme de la métempſycoſe, ils croyoient que leur ame, après avoir erré un certain temps dans les corps de différens animaux, reviendroit de nouveau habiter celui qu'elle quittoit, pourvu qu'il ne fut pas détruit. Comme la mort n'eſt que la ſéparation de l'ame d'avec le corps, dire que les

Egyptiens conſervoient les corps parce qu'ils croyoient que l'ame leur reſtoit unie tant qu'ils étoient à l'abri de la pourriture, c'eſt dire que ce Peuple ſi inſtruit s'imaginoit que quand on étoit mort on étoit encore en vie.

(Tom. 1[r]. pag. 10.) *Une preuve qu'on avoit dès ce temps-là quelques connoiſſances d'Anatomie, c'eſt que le vaillant Ajax trouvant Achille invulnérable, le bleſſa au talon; perſuadé qu'en lui coupant le tendon, qui depuis a porté le nom d'Achille, il empêcheroit ce Héros de marcher...* Le ſecret eſt aſſez ſûr; c'eſt d'ailleurs une bonne affaire que d'empêcher un Héros de marcher, & pour cela on ne peut rien imaginer de mieux que de lui couper le tendon d'Achille... Par malheur ce ne fut point le vaillant Ajax qui bleſſa Achille; celui qui le fit avoit bien une autre envie que de l'empêcher de marcher. M. Portal ne nous explique point comment il s'eſt pu faire que le vaillant Ajax ait bleſſé un homme qu'il *trouvoit invulnérable.* Un écolier de cinquieme rougiroit d'entaſſer autant de bevûes qu'on en trouve ici ſur un ſujet auſſi rebattu.

Les Gaulois malades faiſoient vœu d'immoler des hommes pour recouvrer la ſanté; les Druides ſacrifioient les victimes. Ne ſeroit-il pas naturel de conclure que les Druides ne mettoient les faveurs de leurs divinités à tel prix, que pour avoir occaſion de faire des diſſections... Belle & ſolide réflexion! Les Gaulois ſans doute ne mourroient pas aſſez bien d'eux-mêmes, il falloit *les ſacrifier* pour avoir occaſion de faire des diſſections. Voici une autre réflexion auſſi judicieuſe (tom. 1. pag. 15.) *Nous liſons dans Hérodote que le corps de Joſeph après avoir été embaumé, fut mis dans un cercueil & plongé dans le Nil; n'étoit-ce pas à deſſein d'avoir les os plus blancs & de pouvoir les conſer-*

ver plus long-temps ; mettre dans l'eau un corps embaumé pour avoir les os plus blancs & les conserver plus long-temps. Grande découverte ! qui *fera passer le nom de M. Portal à la postérité la plus reculée.*

(Tom. 1^{r}. pag. 272.) *Pour apprendre l'Anatomie, il n'a point comme eux consulté grand nombre d'animaux,* consulter grand nombre d'animaux pour apprendre l'Anatomie ! celui qui ne les consultoit pas avoit tort, car les animaux sont de grands Professeurs d'Anatomie.

(*Ibid.* pag. 273.) *On lie le cordon dans les nouveaux nés, on coupe par dessus ;* je demande à M. Portal si l'on ne peut pas aussi couper par dessous.

Lacuna fait refluer le sang des arteres dans le cœur, & du cœur dans les arteres ; il est assez surprenant qu'il tienne ce langage, (c'est cependant celui qu'on tenoit de son temps) *connoissant comme il faisoit les valvules des oreillettes & des ventricules ; il étoit sur le point de découvrir la circulation, & la postérité la lui eût accordé, s'il eût admis la moitié du période de sa phrase.* La postérité qui accorde la circulation à un Auteur, s'il admet la moitié du période de sa phrase ! M. Portal nous donnera, quand il le jugera à propos, l'explication de ce galimatias.

(Tom. 1^{r}. pag. 7.) *Le Centaure Chiron élevoit tous les enfans de naissance de la Grece.* Qu'est-ce qu'un enfant de naiss nce ? Est-ce qu'ils ne le sont pas tous ?

(Tom. 4, pag. 469.) *M. Winslow répondit si noblement à ce degré d'honneur,* répondre noblement à un degré d'honneur ; noble expression !

(Préface pag. 12.) *On y découvre mille découvertes.*

(Tom. 11, pag. 450.) *On trouve peu de bonnes choses parmi plusieurs de mauvaises, &c. &c. &c.*

On peut juger de la foi que mérite M. Portal, quand il raconte les événemens des fiecles paffés, par fon exactitude à rapporter ceux du tems préfent; il parle de M. Baron, ancien Doyen de la Faculté de Médecine, comme d'un homme mort, & pour faire voir combien il eft fûr de fon fait, il cite l'année de fon décès. Graces au ciel, cependant M. Baron eft plein de vie & de fanté. Ce qu'ayant appris M. Portal, en homme bien élevé & qui veut réparer fa bévue, a écrit à M. Baron, pour le confoler de ce qu'il n'étoit pas mort, & lui témoigner tout le regret qu'il avoit de s'être trompé en le difant privé de la vie. Je crois que M. Baron a été bien fenfible à la délicateffe de ce compliment.

J'ai pris ces exemples à l'ouverture du livre; s'il fe trouve un homme affez défœuvré, affez intrépide pour lire en entier l'ouvrage de M. Portal, il rencontrera à chaque page des chofes auffi fenfées & auffi bien écrites que celles qu'il vient de voir.

www.ingramcontent.com/pod-product-compliance
Ingram Content Group UK Ltd.
Pitfield, Milton Keynes, MK11 3LW, UK
UKHW021624260726
13994UKWH00003B/1051

9 782329 482330